动一动 百病消

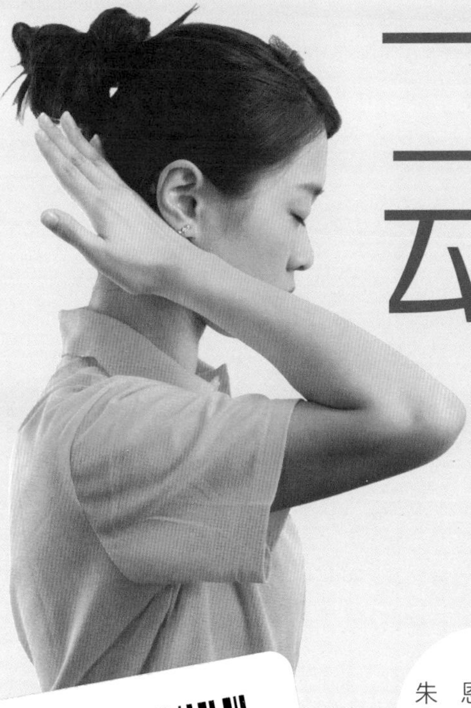

朱　恩
余宝珠
梁惠梅　编著

青岛出版社
QINGDAO PUBLISHING HOUSE

图书在版编目（CIP）数据

动一动百病消 / 朱恩著. — 青岛 : 青岛出版社, 2015.6
ISBN 978-7-5552-2413-6
Ⅰ. ①动… Ⅱ. ①朱… Ⅲ. ①常见病 – 运动疗法Ⅳ. ①R455

中国版本图书馆CIP数据核字(2015)第137192号

书　　名　动一动百病消
编　　著　朱　恩　余宝珠　梁惠梅
出版发行　青岛出版社
社　　址　青岛市海尔路 182 号（266061）
本社网址　http://www.qdpub.com
邮购电话　13335059110　0532-68068026
责任编辑　徐　瑛　　E-mail : 546984606@qq.com
特约审校　晟　铭
责任装帧　祝玉华
照　　排　青岛乐喜力科技发展有限公司
印　　刷　青岛双星华信印刷有限公司
出版日期　2016年4月第1版　2016年4月第1次印刷
开　　本　32开（890mm × 1240mm）
印　　张　5
字　　数　150千
书　　号　ISBN 978-7-5552-2413-6
定　　价　32.80元

编校印装质量、盗版监督服务电话：4006532017　0532-68068638
印刷厂服务电话：0532-86828878

序 1

中国古人早已认识到运动的重要性，《吕氏春秋·尽数》“流水不腐，户枢不蠹，动也”，喻义经常运动的东西不易被侵蚀。人体亦一样，只有保持活动，才能灵活健康。

一直以来，大众对运动的印象多限于举重之类的肌肉锻炼，跑步之类的有氧运动，提起运动都会联想到大汗淋漓及疼痛。不少人会担心自己没有足够体力参与运动，其实任何人都可根据自己的身体状况而选择合适的运动。医学界甚至为多种慢性疾病患者研制运动处方，通过主动及被动运动去加快康复进程，提升自信，帮助恢复日常生活，称为“康复运动疗法”。

中医强调“适度”，不主张运动至筋疲力尽，同时提倡动静结合，以肢体活动配合呼吸吐纳，不单可改善形体健康，亦可调养精神。自先秦时期的导引术开始，至现代流行的太极都属于动静结合的运动，适合不同身体状态的人士锻炼。其与西方医学中的康复运动疗法相通。

有感于此，著者特意编成《动一动百病消》，此书按不同人士的需要，图文并茂地列出各式运动步骤，并加入穴位按摩及呼吸要点等提示，体现中医特色。

最后，建议生活繁忙的读者，在家中或办公室，尝试每日挤出30分钟，参考本书进行运动，既可缓解不适，又能促进健康。如此简单易行，何乐而不为?

香港浸会大学中医药学院院长

骨与关节疾病转化医学研究所所长

吕爱平 教授

序 2

康复医学主要对象为疾病患者、伤者或残疾者。康复运动能使这些对象在疾病或意外发生后，疼痛消除以及身体功能获得改善，回归日常生活及社会活动。除身体疾病或残疾外，心灵创伤亦是康复医学的治疗范围。

中医其运动治病养生早见于先秦时期的《黄帝内经》所记载的“导引”。其后东汉张仲景及三国时代的华佗都用导引来治病养生。康复运动分主动及被动两种，主要让患者避免病痛复发，减轻痛楚及舒缓病情。尤其对慢性病、糖尿病、冠心病及关节痛有显著效用。

随着经济的发展、慢性疾病的增加及康复医疗的需求日增，著者特意编成《动一动百病消》一书，根据不同疾病及健康问题，图文并茂地指导康复运动的方式及步骤，并配合中医的穴位及呼吸吐纳的要点。病者能跟着此书的运动指导做居家康复操，按照个人需要选择合适的运动项目和强度，持之以恒，轻松简单地提高治疗效果。

康复运动在这数十年间发展迅速，成为社会重视的医疗学科之一，谨愿将来继续开拓不同医学领域的康复范畴，减少疾病祸害，创造健康和乐之社会。

香港浸会大学中医药学院研究及开发部主任
浸大中医药研究所有限公司行政总裁
禹志领 博士

序 3

要保持健康的体魄，专家建议成年人每周至少进行3次、每次30分钟以上的中低等强度运动。但都市人生活繁忙，既要上班又要照顾家庭，抽空运动又谈何容易。久而久之，病痛便接踵而来，甚至引发严重疾病。

康复运动是由简单的小动作开始，通过循序渐进的肢体锻炼，持之而行，提升活动能力，同时锻炼心理素质，增强训练者的信心，提升正能量，达至防治疾病的目标。

我一直以来都有晨早运动的习惯，而这个习惯一直使我能保持身心健康愉快。所以我决定协助朱恩医师和梁惠梅医师创作这本书，介绍一系列针对慢性疾病和都市病，如高血压、哮喘、肩颈痛、肠道问题、失眠等的康复运动。结合传统中医学的穴位按摩和呼吸吐纳方法，再配合动作诀窍和日常生活的注意事项，希望读者能掌握一套全面的自我保健疗法，舒缓病痛，同时保健养生。但若遇到的是威胁生命的疾病和外伤等，当然建议大家要及早求医，避免影响病情。

其实只需每天花少许时间，配合简单的用具，如毛巾、小枕头，就能随时随地运动，防患于未然。希望大家都能拥有健康的体魄，轻松击退小病痛，活出快乐人生。

香港浸会大学中医药学院研究及开发部暨
浸大中医药研究所有限公司总经理
余宝珠

目录

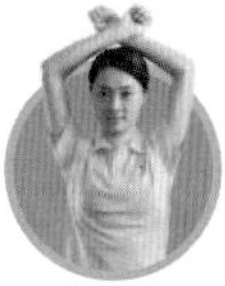

Part 1

了解康复运动

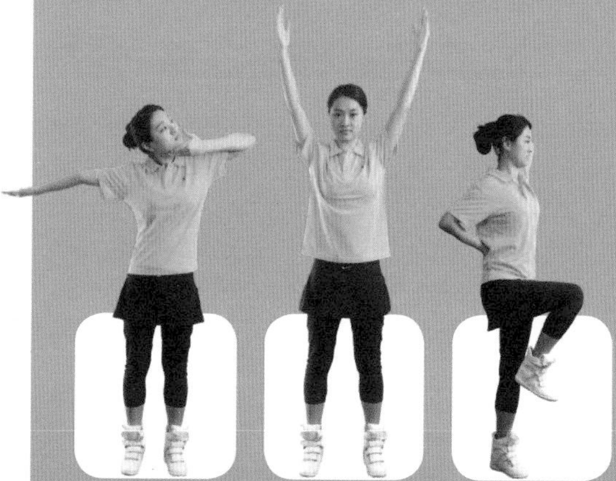

康复运动简介

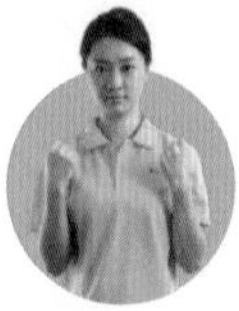

康复医学是医学的一个分支学科，主要涉及利用物理性方法（包括电、光、热、声、机械设备和主动活动）而非药物以诊断、治疗和预防残疾和疾病（包括疼痛），从而使病者、伤者、身心残缺者在体质上、精神上、社会上、职业上得到康复，消除或减轻功能障碍，恢复生活能力和工作能力以重新回归社会。

早期康复医学发展与战争有密切关系。第一次世界大战后，战伤及小儿麻痹流行使残疾人增多，刺激了物理学的迅速发展，物理医学开始成形。及至第二次世界大战，伤兵数目多，为使伤员尽快返回前线，医学家在物理医学的基础上采用多学科综合应用康复治疗，如物理治疗、心理治疗、语言治疗、假肢、矫形支具装配等，大大提高康复效果。战后各国大力提倡康复医学，把战伤的康复经验运用于和平时期，康复医学发展蓬勃。运动是康复医学中的重要一环。

康复运动是应用体育锻炼来防治疾病，促进康复的方法。通过主动及被动运动，可以改善心肺功能、肌肉关节的活动能力、调节内分泌的代谢功能，并可以提高自身的免疫能力，抵御外来病原侵袭，达到去病强身、延年益寿之功效。积极主动的体育锻炼可解除或调整心理上存在的焦虑、忧郁等消极情绪，增强康复信心，是心理康复的一项有效措施。

传统中医学没有“康复医学”之名，但凭借饮食指导、针灸、气功、按摩及导引（运动配合吐纳）等多元化治疗方式，达到预防、养生及康复目的。本书收编的康复运动内容既有现代康复运动，亦有配合中医穴位按摩及配合呼吸吐纳的肢体运动。

康复运动的疗效

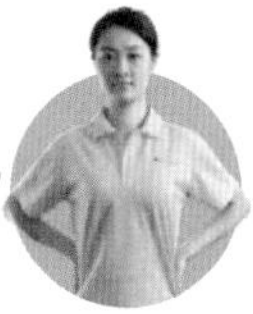

康复运动的功用

1. 提高机体的代谢能力：促进体内脂肪分解，有助血管通畅，防治心脏病及脑中风等。
2. 提高肺功能：锻炼肺部及相关呼吸肌。
3. 改善肌肉、骨骼系统功能：改善血液循环，有助保持骨骼、关节及肌肉健康，有助预防骨质疏松。
4. 调节神经及情绪：运动可刺激多巴胺的分泌，多巴胺可以说是“快乐因子”，可使人产生快乐感受，运动可以使人放松及愉快。
5. 有助保持平衡力，预防跌倒。
6. 有助控制体重及维持体态。
7. 对高血压、高血脂、高血糖等有防治作用。
8. 有助缓解肌肉及关节疼痛。

康复运动对特定患者的疗效

1. 患有慢性阻塞性肺病的人士，长期受哮喘、咳嗽痰多、体力差的影响，严重者洗澡亦会作喘。国内外多项科学研究证实，适当的运动，包括呼吸、肌肉、带氧运动锻炼可以提升肺功能，减少疲劳感，减少呼吸困难，改善情绪，提升生活质量。
2. 运动对冠心病患者及高血压患者有辅助治疗作用。每星期 5 次，每日 30 分钟的运动可改善患者心脏功能，使收缩压（俗称“上压”）降低，血清总胆固醇降低，颈动脉斑块面积减少（动脉阻塞减少）。
3. 糖尿病人经过恒常运动后，空腹血糖、血糖耐量、糖化血红蛋白（HbA1c，长期血糖控制指标）、胆固醇水平均下降，反映运动有助控制病情。
4. 只要配合正确的哮喘药应用知识，青少年哮喘患者跑步、游泳、练太极后，肺活量提升，痰量、喘促发作及哮鸣声均减少，反映运动有助改善哮喘。
5. 肌肉锻炼对慢性关节痛患者有正面作用。大腿上的股四头肌是支撑体重及膝关节的肌肉群，通过绑沙包抬腿运动等可以强化股四头肌，有减少膝痛、增加膝关节活动度及减少关节磨损之效。

如何进行康复运动

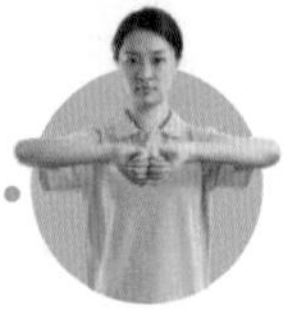

康复运动基本原则

1. 持之以恒：一般每日或隔日进行一次，坚持数月以至数年才能达到治疗目的。
2. 循序渐进：运动量要由小到大，动作由易到难，使身体逐步适应，并在适应过程中逐步提高功能。突然进行较大运动量的运动，可能进一步损害功能，加重病情，必须注意。
3. 个别对待：由于疾病性质、程度不同，或处于不同阶段，则需要不同的锻炼方法，病人的功能、体质、年龄不同，运动方法和运动量也需有所差别。
4. 密切观察：在锻炼中锻炼者要随时自我体验，如发现不良反应，应及时修改方法和运动量。

选择合适的运动项目及时间

参考世界卫生组织对成年人的体能活动建议，即每星期最少有 2 天（非连续的）进行肌肉强化活动，每星期最少累积 150 分钟（2.5 小时）的中等强度带氧体能活动。这一建议可作为基本运动量指引，读者可按自身状况配合各论部分的运动项目进行。

运动强度选择

运动强度可分为低等、中等及剧烈 3 个强度。

低等强度不会使人疲倦，适用于一些平日没有运动习惯的人，或一些有长期病患的人士。增加日常生活中的低强度体能活动，能有效帮助身体燃烧脂肪，维持正常体重，帮助骨骼健康生长，如逛街、花园漫步、家中踱步、晨运、晾晒、洗衣服。

中等至剧烈强度的运动则会使心跳加快及产生疲倦感，建议刚开始建立运动习惯的人，每星期至少 3 天，每天累积 30 分钟中等或以上强度的体能活动。

以进行中等强度体能活动计算，18 岁以下人士进行体能活动时呼吸加速、流汗，以及心跳加快，但仍可持续应付而不至于辛苦。65 岁以上人士建议于自觉运动时稍吃力至吃力即可。

针对不同人群的建议

对于年长者，日常家务，社区内的休闲活动，例如公园散步、爬山、急步走、慢跑及练太极等，都是合适的运动。建议每次有氧

中等及剧烈强度体能活动的定义

	中等强度	剧烈强度
运动时心率范围	最高心率的 65%~75%	最高心率的 76%~95%
表征	进行体能活动时呼吸加速、流汗，以及心跳加快，但仍可持续应付而不至于辛苦	进行体能活动时呼吸很急速、大量流汗，以及心跳非常快速，感觉辛苦而不能持续应付
自觉竭力程度	稍吃力或吃力	很吃力
运动项目	快步行、水中有氧运动、打网球（双打）、在平路上踏单车、排球和棒球	缓步跑、快速游泳、跳快舞、跳绳、打网球（单打）、打篮球、踢足球
日常生活	行楼梯、抱小孩、拖地、洗擦浴缸、洗车、做一般园艺工作	与小孩或狗玩追逐游戏、做粗重的园艺工作（连续挖掘或锄地）

最高心率是按年龄计算的，参考算式：最高心率 = 220 − 年龄

运动持续 10~30 分钟，以运动时感到稍吃力至吃力即可，如感到非常吃力，则建议休息一会，待不吃力时再运动。长者亦可按生活习惯，选择每日两次，早晨运动一次，黄昏运动一次，每次 15 分钟。建议同时配合本书的康复运动或一般的肌肉锻炼，记得运动前要进行伸展运动，进行较剧的运动后亦要散步作缓和运动。

主妇们，日常生活中买菜、打扫等家务都会消耗体力，属于带氧体能活动，建议每星期有 3~5 天各挑选 1 项作为“重点家务”，例如：花 30~45 分钟彻底打扫全屋，感到稍吃力及呼吸较快为佳。这样便相当于进行了相同时间的中等强度体能活动。配合每天早上伸展运动，及晚间边看电视边进行抬腿等肌肉锻炼，每星期运动量会轻松达标。亦可用本书建议的康复运动代替部分的伸展及肌肉锻炼运动。

办公室一族长时间坐在办公室工作，上班日至少 8 小时坐在计算机前工作，活动量极低。以每分钟 90~120 步的速度急步行走，每日 30 分钟，感到稍吃力及呼吸较快，即已达到目标。建议每日上班及下班时提前一个车站下车，以步行代替坐车，增加运动量。周末休假时如有空闲不要躲在家，可选择爬山远足、篮球、羽毛球等。约不到朋友，一个人

亦可打壁球、游泳等，进行高强度体能运动。本书的康复运动可每天进行，办公室午休的时间亦可。

进行康复运动的宜忌

运动基本上适合所有人进行，康复运动主要对象是伤、病、残者，患者或因担心体力不支，或功能尚未恢复而忌讳运动，其实只要循序渐进，先做较为轻松的运动，便会发现自己有能力应付，运动过程中病情改善，生活质量亦得到改善。在开展运动计划前可征求家庭医生或中医师的意见，看看是否适合建议的运动、次数和持续时间。但如有下列情况便不宜进行康复运动。

1. 急性心肌梗塞的先兆期及早期（经常心口痛伴呼吸困难）；
2. 急性感染疾病的高热期（发烧）；
3. 脑血管意外急救期（中风急性期）；
4. 尚未控制的出血性疾病（例如重度胃溃疡）；
5. 心力衰竭尚未控制者；
6. 血压过高，如收缩压达到 180mmHg 或舒张压达到 110mmHg 者不宜运动；
7. 骨折、软组织开放性损伤尚未妥善处理者，恶性肿瘤尚未被妥善处理者。

运动安全指南

1. 穿舒适的衣服及有软垫的鞋子，以保护足踝及足弓。
2. 穿戴合适的运动器具，例如踏单车应戴上头盔及护肘、护膝。
3. 运动前必须要热身（约 5 分钟）及于运动后做点缓和运动（5~10 分钟），以减低拉伤及扭伤的风险。
4. 运动时每 30 分钟至 1 小时要小休 1 次。
5. 不要空腹做运动。做运动前应吃一点东西以提供体力。进食大餐后不要马上做运动，以免影响消化。
6. 在运动前、运动时及运动后要补充足够水分，特别是进行长时间的运动时。一般饮用清水即可，无须刻意饮用运动饮料。
7. 避免在热天或潮湿的天气下进行户外剧烈运动。
8. 留意自己的身体状况。当身体不适时，便不应进行运动。于运动期间如感到晕眩、气促、胸口痛、恶心或呕吐、肌肉关节痛，便应停止进行活动，并尽快求医。

Part 2

呼吸系统

呼吸系统是指人体负责吸入及呼出空气的器官及组织群，主要包括鼻、口、气管、支气管、肺及相关肌肉等。呼吸系统强健是全身运动的基础，通过锻炼呼吸系统，可以增强肺功能，改善气管畅通性，促进排痰以及增强体力。

呼吸系统的运动适合所有人士，特别是患有呼吸系统毛病的人，例如过敏性鼻炎、哮喘、慢性支气管炎患者。急慢性肺炎痊愈后亦可练习呼吸运动以恢复肺功能。患者一般有咳嗽、咳痰、哮鸣、胸痛、体力减退、气促等症状，通过锻炼呼吸和适量的带氧运动，可以减轻病情。呼吸系统的运动疗法着重于强化膈肌、肋间肌等负责控制肺部膨胀与呼吸的肌肉，建立更有效的呼吸模式。

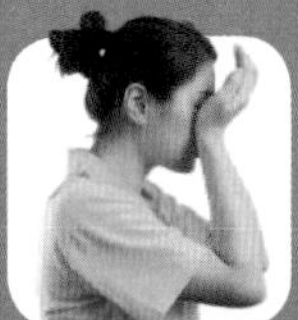
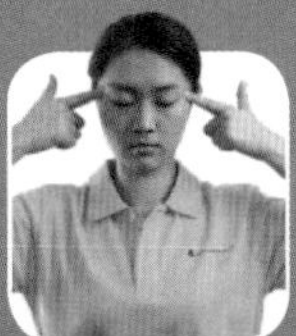
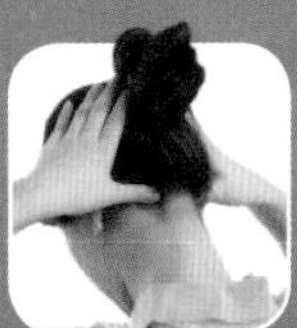

过敏性鼻炎

过敏性鼻炎是常见都市病，患者不分年龄，从幼童到长者均有，有的患者每早喷嚏流涕，有的患者每晚鼻塞，有的患者则在特定花季出现症状，明显影响生活。其实不用花钱，适量运动及多晒太阳就可以改善病情。

成　因

- 与体质及遗传有关，当体质过敏的人士接触到特异致敏原后，鼻腔黏膜出现炎症反应，如黏膜水肿、分泌增加；气温、湿度变化、气味、烟雾等非特异性刺激亦可触发。常见致敏原可分为吸入性致敏原：尘埃、动物毛发、霉菌、棉絮、花粉等；进食性致敏原：虾、蟹、蚌、鱼、牛奶、鸡蛋、桃、苹果等；接触性致敏原：油漆、松节水等。

常见症状

反复鼻塞不通、鼻流清涕、喷嚏连连、鼻腔发痒为最常见过敏症状，部分患者会有眼部发痒、流泪、咽部发痒及咳嗽表现。

▲ **建议运动项目：**腹式呼吸法，强肺舒敏四部曲，鼻敏感保健按摩

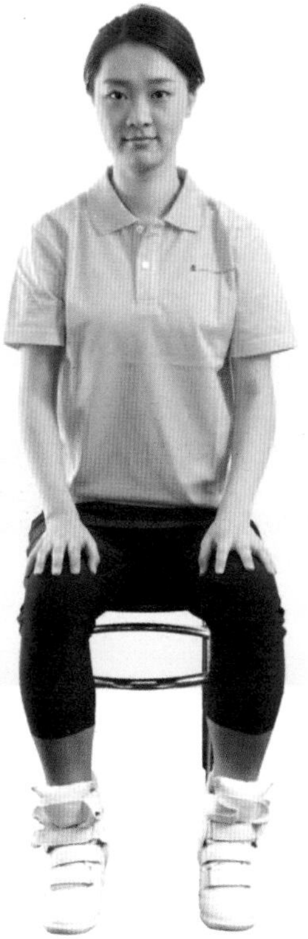

腹式呼吸法

预备姿势

坐位，双手手掌放在大腿上，两足分开与肩同宽。

1

闭上眼睛，全身放松，如平常呼吸。

2

把注意力放在呼吸上，用鼻吸气，感受到吸进来的空气轻轻经过鼻腔、气管，吸气时自觉腹部向外膨胀，缓缓地将腹部推起来（停2秒）。

3

轻松地、慢慢地将空气由嘴巴呼出来，腹部向内收缩。

4

重复用鼻吸气(停2秒)，
用口呼气(停10秒)。

5

重复步骤4共5次。

6

继续轻松地呼吸2分钟，
慢慢改为自然用鼻呼吸。

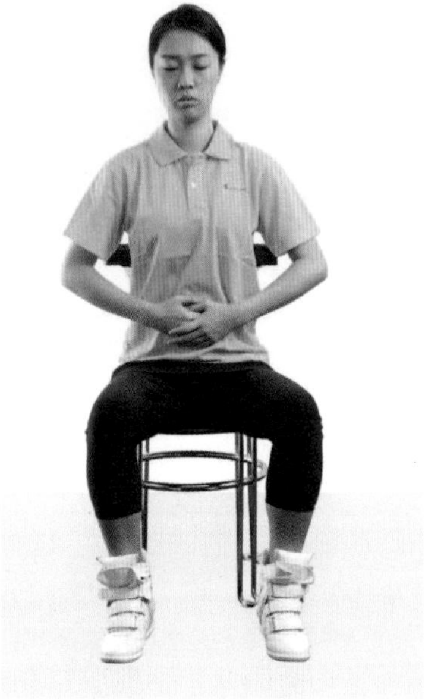

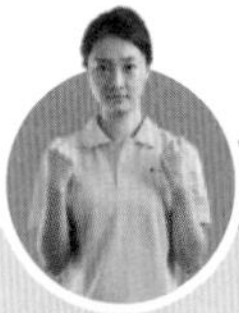

运动 Tips

诀窍

1. 呼气及吸气时要求平稳及慢，尽力呼气、吸气。
2. 可用手轻按腹部，感受腹部膨胀及收缩的变化。

说明

完成运动，需时10分钟。坐位，需要一张座椅。

功效及适用人群

增强呼吸力度，增加氧气摄取，加快排出废气，还可以放松精神，消除紧张。

适用于：所有人士作为基础运动，特别是过敏性鼻炎、哮喘患者；情绪紧张、失眠人士。

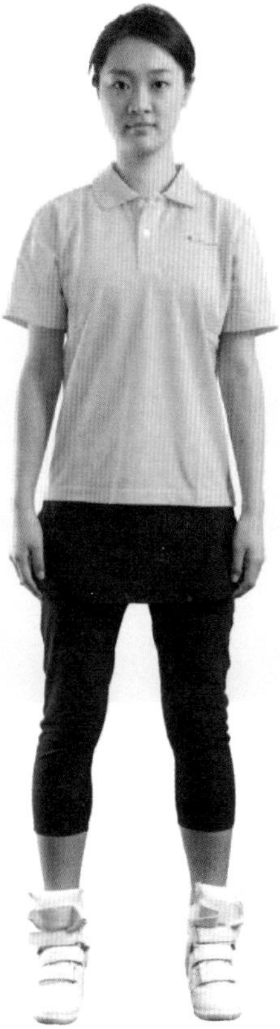

强肺舒敏四部曲

预备姿势

站立位，两脚分开，距离比肩稍阔，两臂自然垂下。

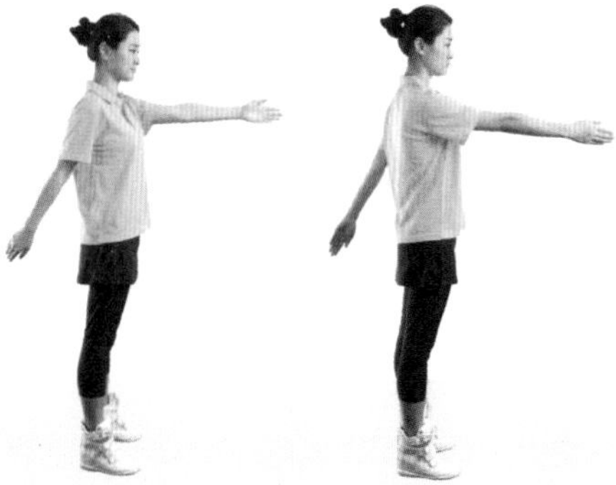

1

双臂前后摆动，或两臂前后交叉摆动。

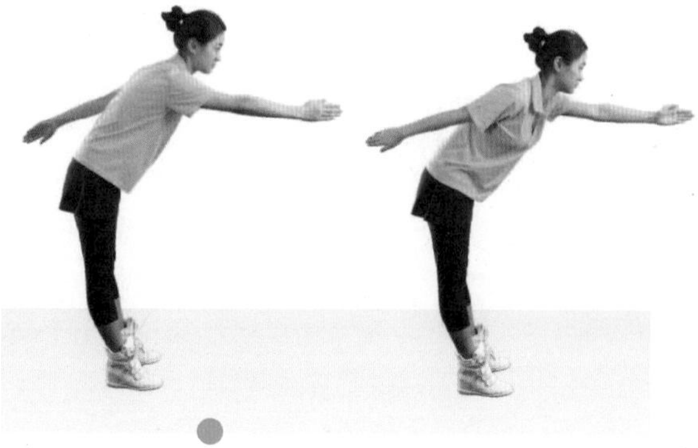

2

先进行直立位摆动，后进行前倾位摆动。

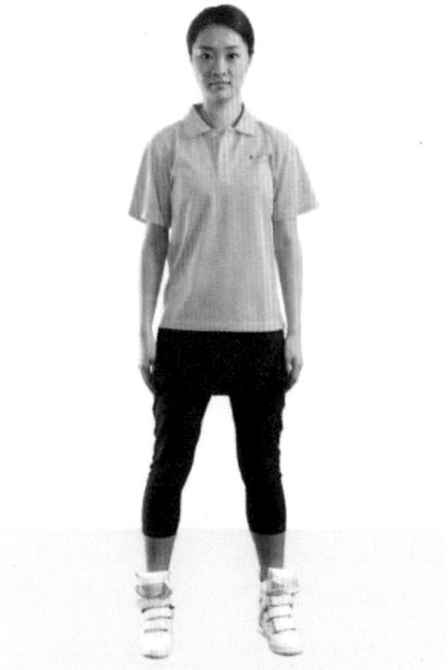

3

回复到预备姿势。

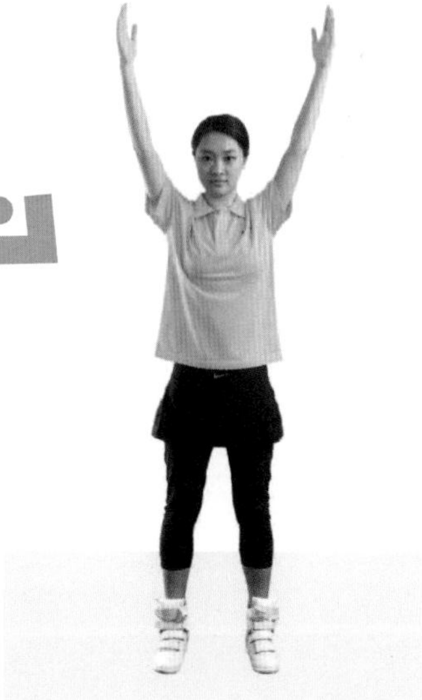

4

两臂交叉画圈 360 度，圈的直径自小逐渐增大。

5

两脚分开，距离比肩稍阔，两手叉于腰间。

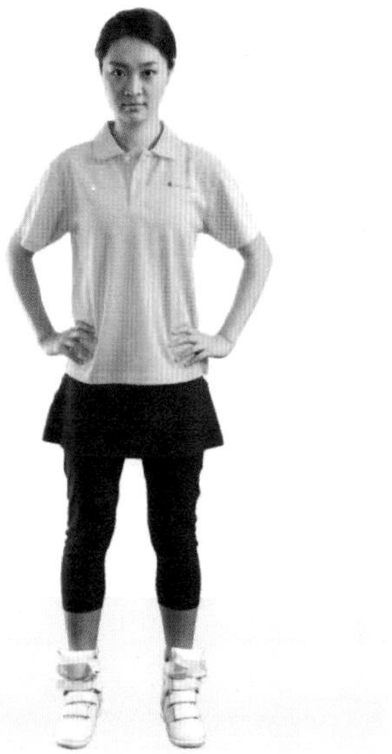

6

头部向右摆，还原；向上抬头，还原；向左摆，还原；低头，还原。

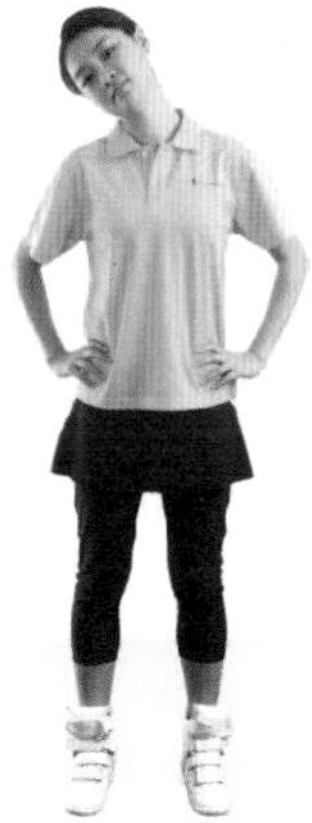

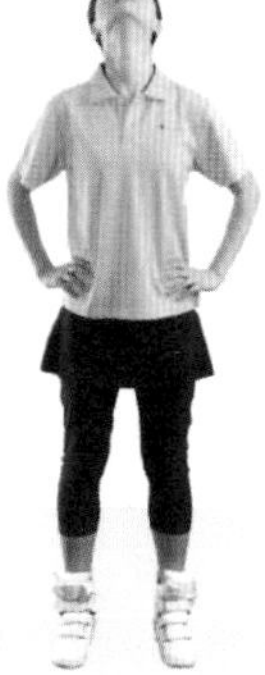

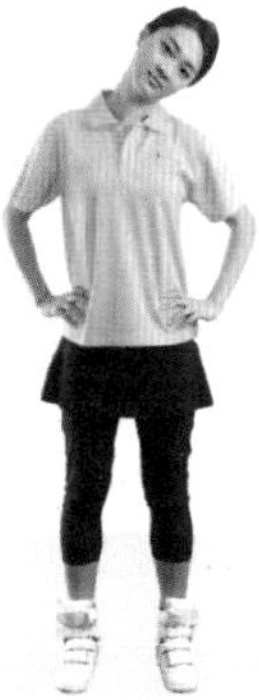

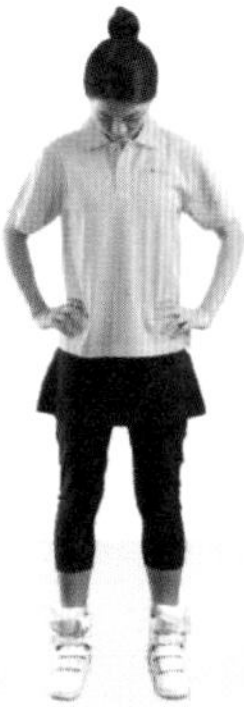

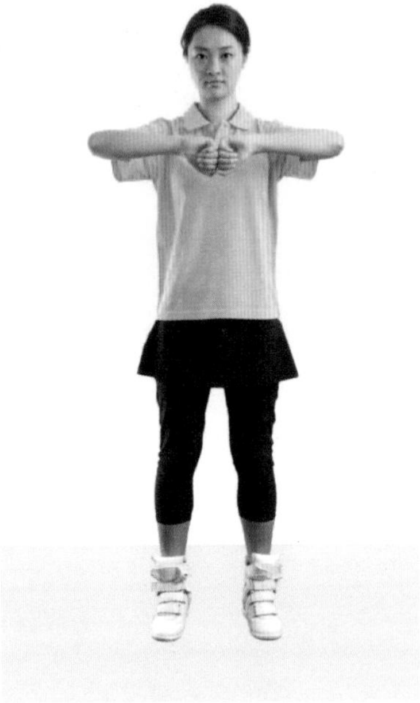

7

两脚分开，距离比肩稍阔，
抬高手臂至肘部与肩平，
两掌横放眼前，掌心向外，
手指稍屈，十指相对。

8

两臂向外向下拨，犹如拨开眼前云雾，两前臂逐渐向地面垂直，两上臂与肩平行，肘部屈成 90 度，手掌握成空拳，胸部向外扩张。

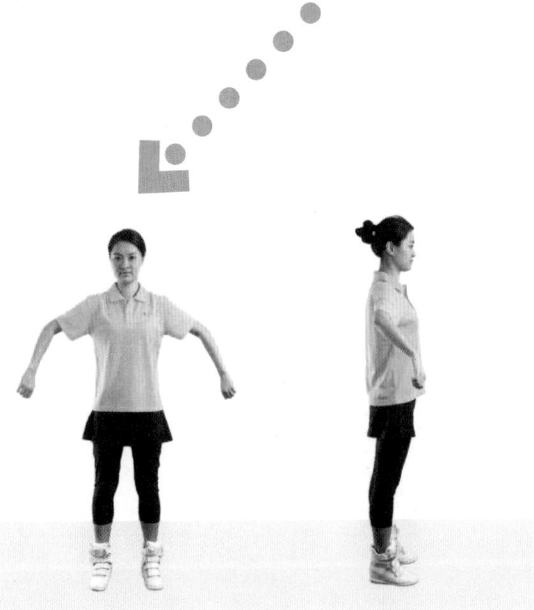

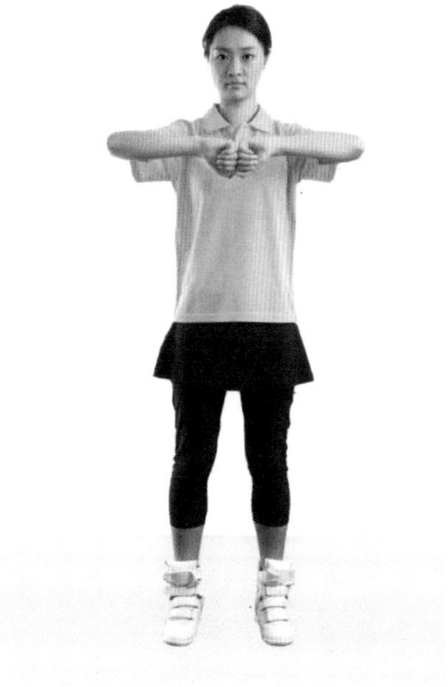

9

复原，从挺胸动作回复到原来上身挺直姿势，肘部与肩平，两掌横放眼前，掌心向外，手指稍屈，十指相对。

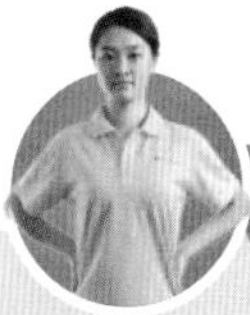

运动 Tips

诀窍

1. 扩胸时吸气，复原时呼气。
2. 复原时要保持上身挺直，切忌弯腰驼背。
3. 进行动作时肩及手指用力，感到胸部挺出，肩胛骨夹紧。

说明

完成运动，需时 10 分钟。站立位，无须任何工具。

功效及适用人群

增强呼吸力度，强化呼吸肌肉。

适用于：所有人士作为基础运动，特别是过敏性鼻炎、哮喘患者；情绪紧张、失眠人士。

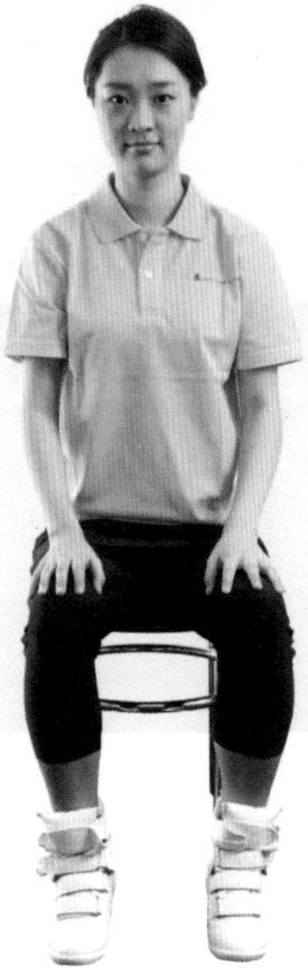

鼻敏感保健按摩

预备姿势

坐位，双手手掌放在大腿上，两足分开与肩同宽。

1

两眼平视前方，注意力集中，全身放松，搓热双手手掌。

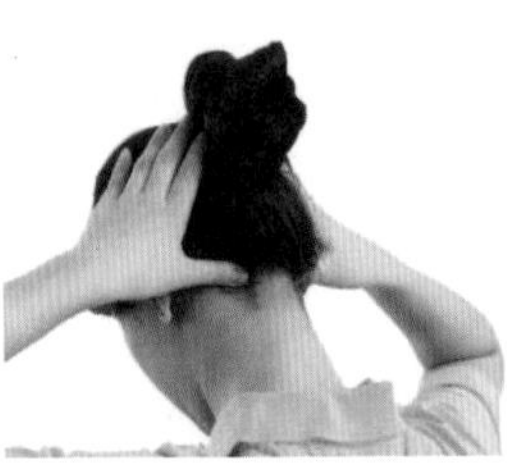

2

以双手拇指分别按住两边风池穴，其余手指包住头部，旋转揉按 30 下。

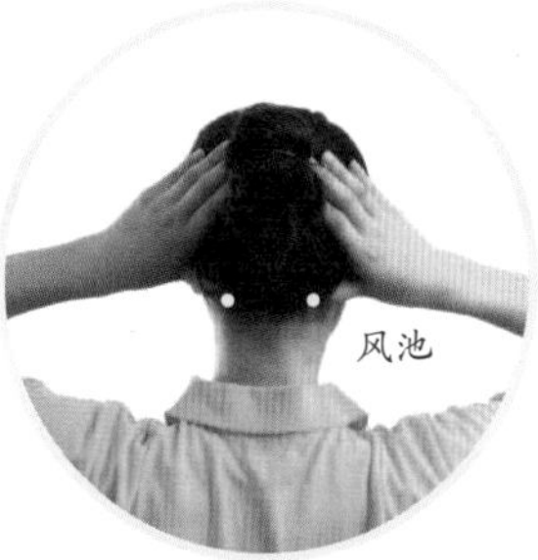

穴位	经属	定位
风池	足少阳胆经	在颈部枕骨之下，胸锁乳突肌与斜方肌上端之间的凹陷处，后发际上1寸

3

双手食指、中指旋转揉按百会穴 30 下。

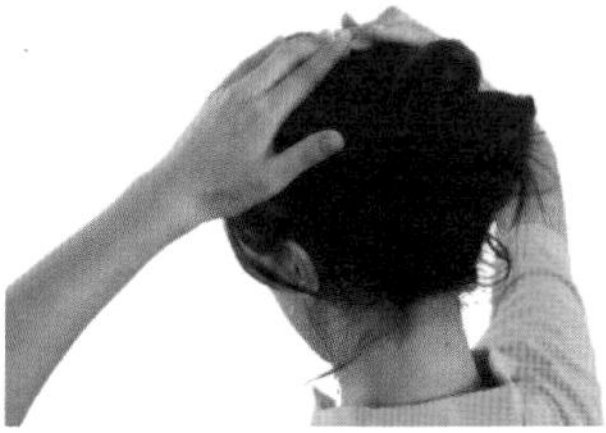

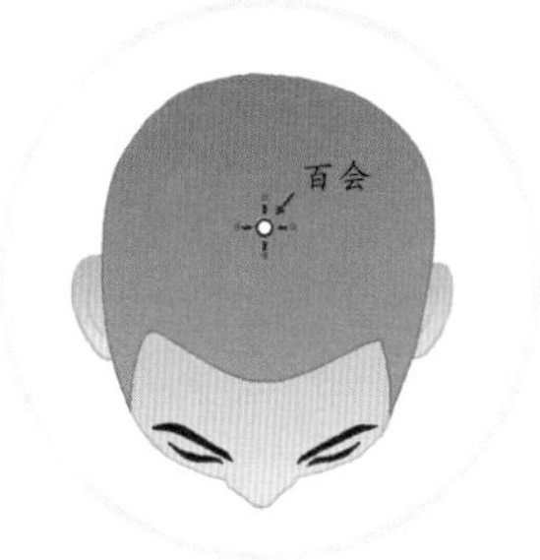

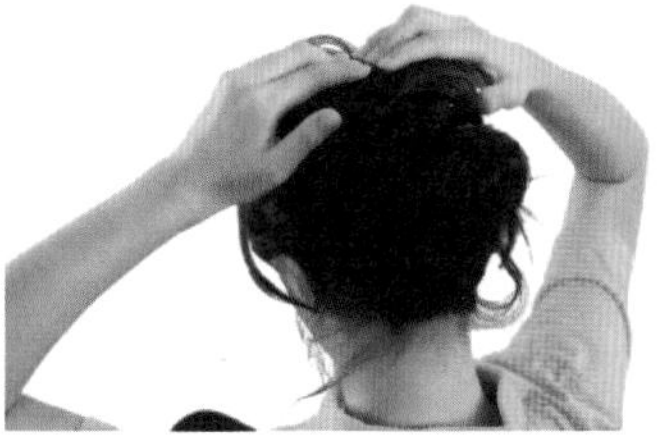

穴位	经属	定位
百会	督脉	在头顶，前发际正中直上5寸，或两耳尖连线的中点

4

双手拇指旋转揉按太阳穴 15 下。

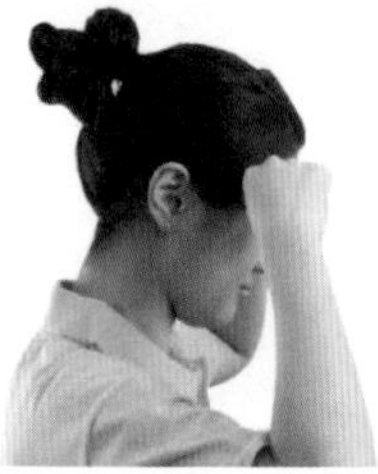

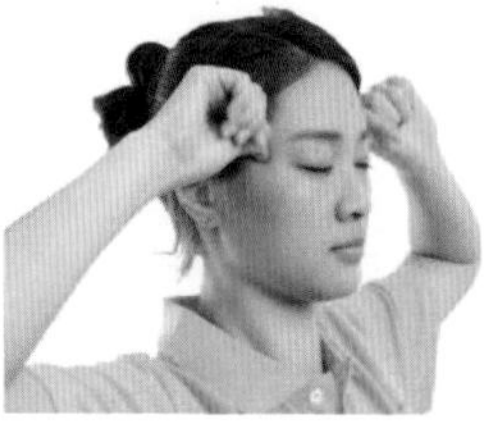

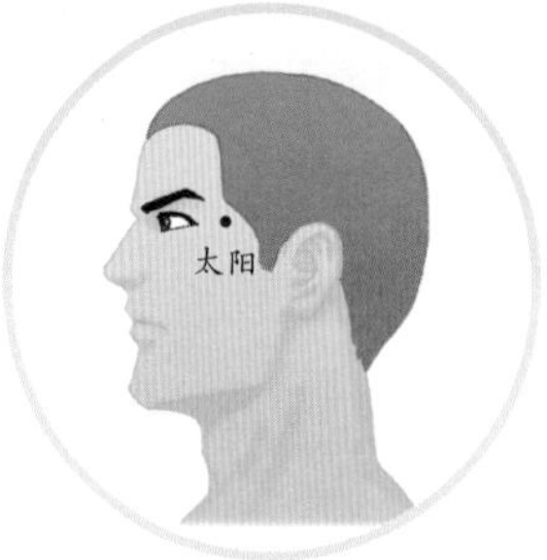

穴位	经属	定位
太阳	经外奇穴	在颞部，当眉梢与目外眦之间，向后约一横指的凹陷处

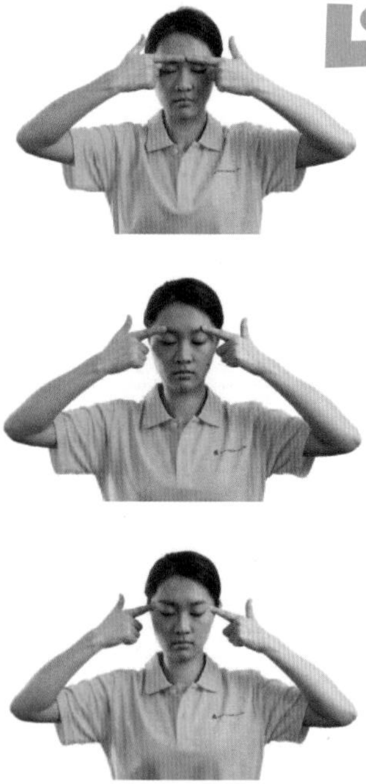

5

双食指按压印堂穴，然后沿眉骨下方向外推至太阳穴，重复，共 15 下。

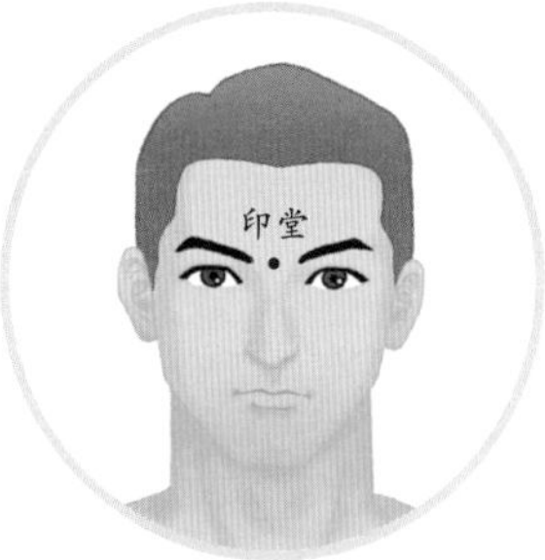

穴位	经属	定位
印堂	经外奇穴	在额头，两眉头中间

6

双手食指旋转揉按睛明穴 15 下。

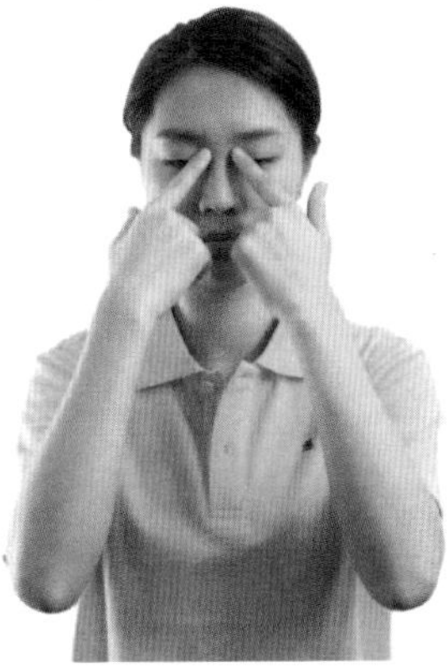

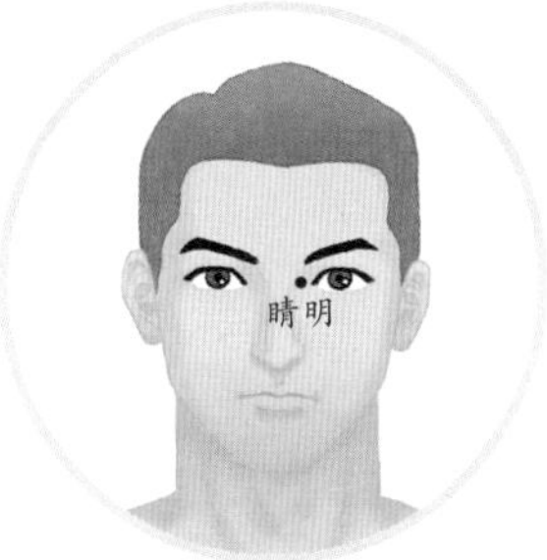

穴位	经属	定位
睛明	足太阳膀胱经	在面部，目内眦角稍上方凹陷处

7

双手食指旋转揉按两边迎香穴 15 下。

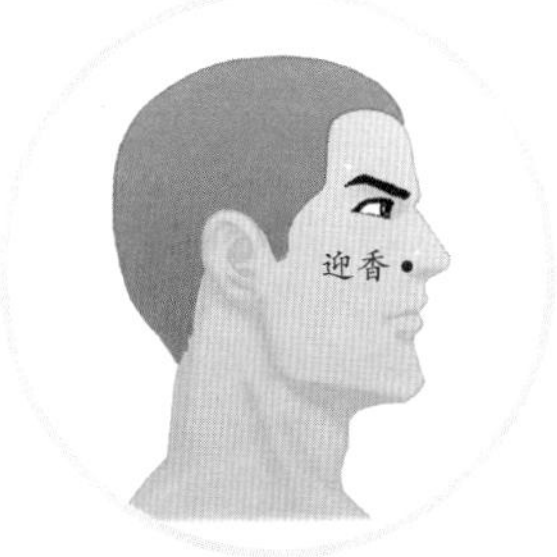

穴位	经属	定位
迎香	手阳明大肠经	鼻翼外缘中点旁开，当鼻唇沟中

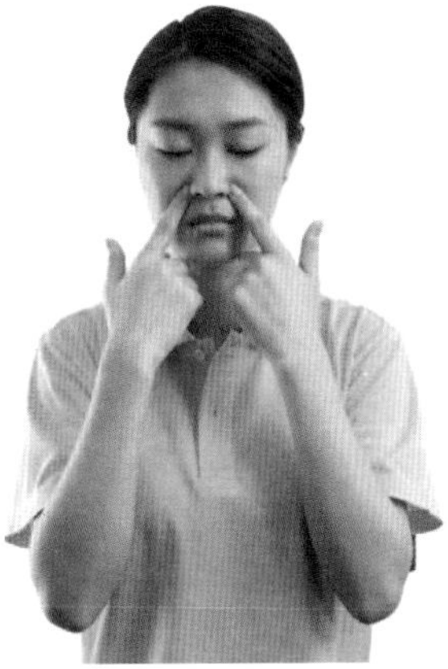

8

搓热双手小鱼际，从上到下来回按摩睛明和迎香两穴位 15 下。

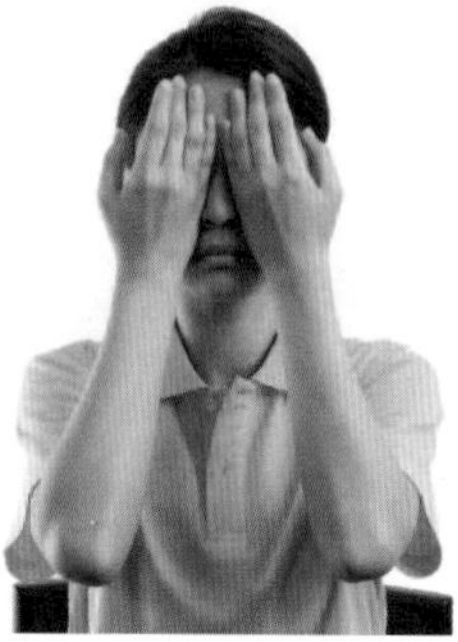

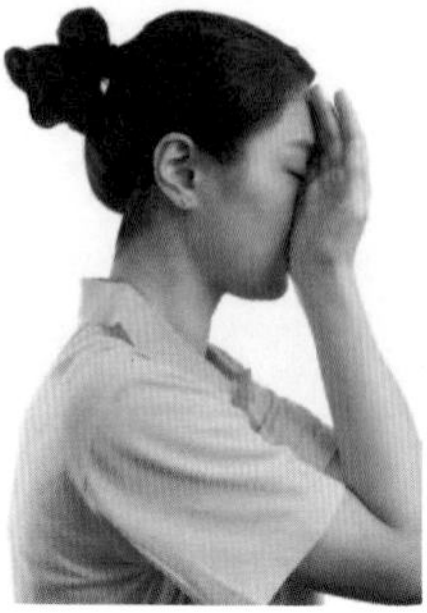

9

搓热双手手掌，以掌面从内到外按摩整个面部，以温热为度。

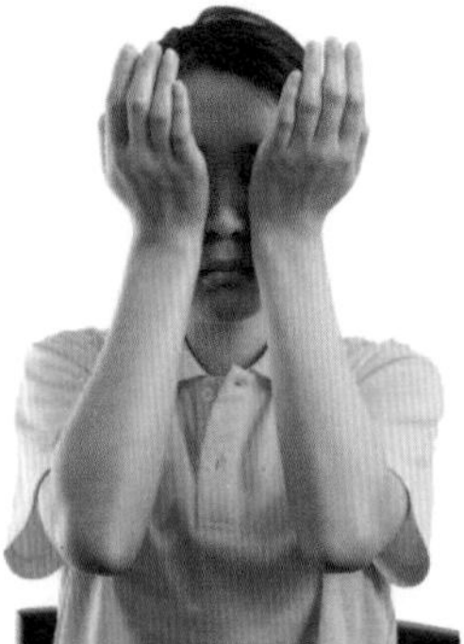

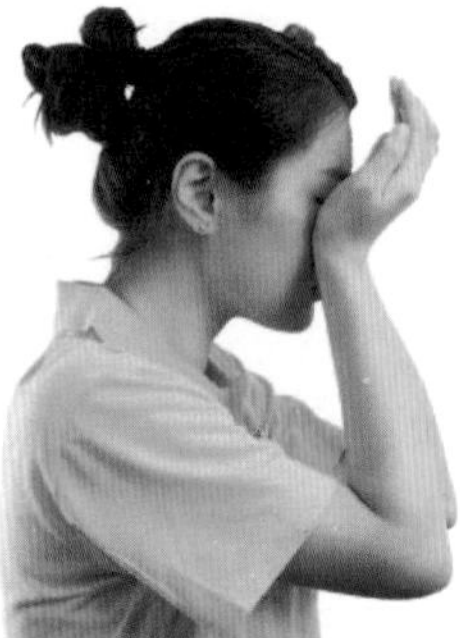

过敏性鼻炎居家护理

1. 从家居生活入手，减少接触致敏原。不宜在室内种植物及饲养宠物；也不要让孩子玩绒毛玩具；保持家居环境清洁，每天打扫，经常清洗患儿床褥及冷气机的隔尘网；使用以不吸尘布料制成的枕头、被铺、窗帘。
2. 应避免到空气污浊或人烟稠密的地方。
3. 注意饮食营养均衡；有充足睡眠和体育运动，可增强身体免疫力。
4. 注意天气变化及进出温差大的地方，适时加减衣被。
5. 养成冷水洗脸的习惯，以增强对冷空气的抵抗力。

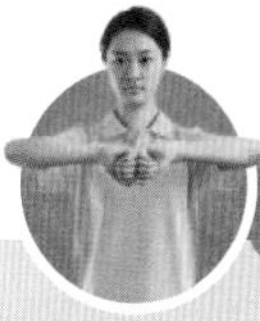

运动 Tips

诀窍

按摩穴位时，指头稍用力，以局部感到酸胀为度。旋转按摩时，手指紧贴皮肤，不移位为宜。

说明

完成按摩，需时 10 分钟。坐位，需要一张座椅。可于腹式呼吸法、强肺舒敏四部曲后进行。

功效及适用人群

缓解鼻塞、流涕等过敏性鼻炎症状。

适用于：过敏性鼻炎患者。

哮喘

患哮喘者常以儿童为主，令家长担心不已。剧烈运动可触发哮喘，但轻松缓和的运动有助强化体质，缓和病情。建议患者建立经常运动的习惯，多晒太阳亦有帮助。

成因

- 哮喘通常具有家族性和遗传性，不少患者均从小开始发病，长大后发作次数减少。哮喘可以由外在的过敏物质触发，吸入花粉、冷空气、屋尘、螨、动物毛屑、工业粉尘、真菌孢子；进食鱼、蟹、虾，或接触工业染料等亦可导致发作；还可由内在因素触发，呼吸道感染如伤风或感冒，可能逐渐形成和激发哮喘。

常见症状

1. 哮喘是发作性疾病，症状间断地出现，一般不会持续，但接触到致敏原或剧烈运动后、转变天气的季节或感冒期间，哮喘便可能会发作。不少哮喘患者发病时间多为夜间或清晨，影响睡眠。
2. 哮喘患者发作时会有喘气、呼吸困难，及喉间哮鸣声等支气管痉挛表现，甚至被迫采取坐位，两手前撑，两肩耸起，额部冷汗，痛苦异常，严重时出现紫绀。部分患者会有先兆症状，如打喷嚏、咳嗽、胸闷等。发作停止前咯出较多稀薄痰液，呼吸道逐渐通畅，哮喘停止，恢复到发病前状态。注意，以上症状患者不一定全有。

▲ 建议运动项目：腹式呼吸法，纳气定喘运动，强肺消哮功

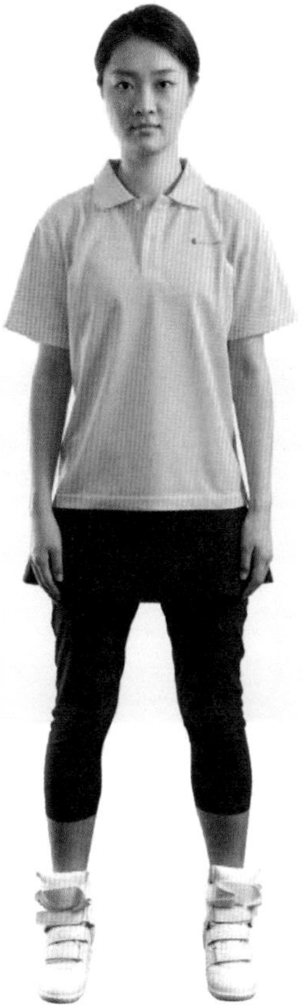

纳气定喘运动

预备姿势

站立位，两脚分开，距离比肩稍阔，两臂自然垂下。

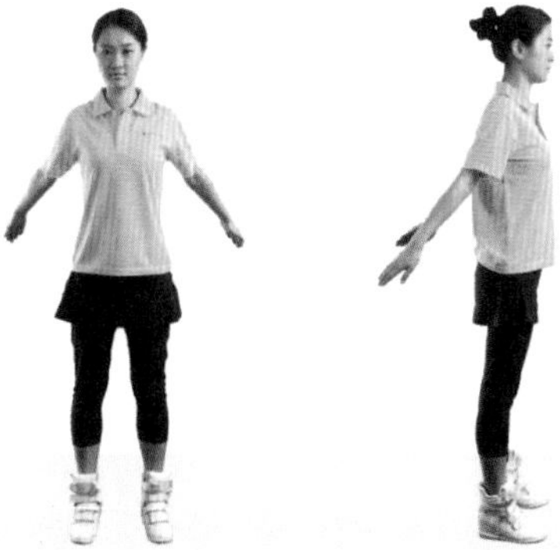

1

两臂自然摆动，双臂同时向前，然后向后摆动，恢复至预备姿势。

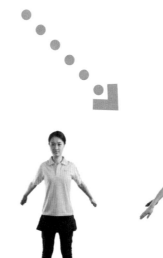

2

深深吸入一口气，抬肩扩胸，肩胛骨向内收拢，屏气数秒。

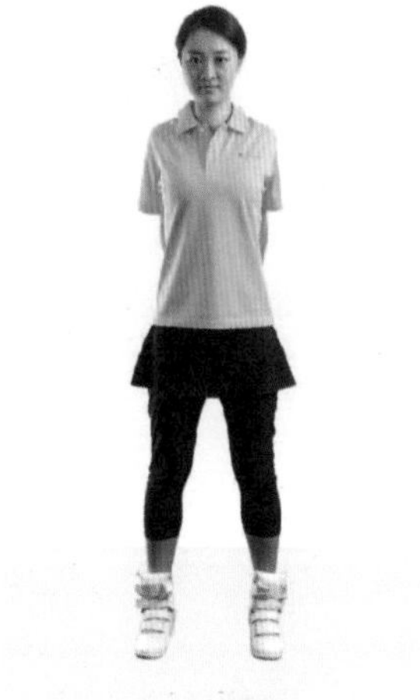

3

放松肩胛骨，缓缓呼气，恢复至预备姿势。

4

双手握拳平放胸前。

5

两拳松开，掌心向上，两臂柔和地向上直举，眼跟随双臂向上看。

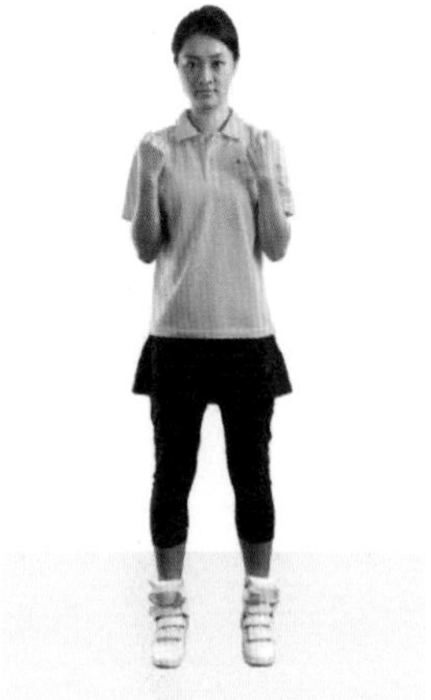

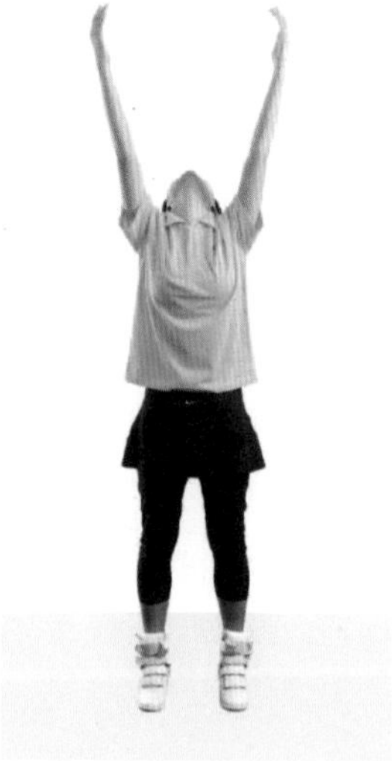

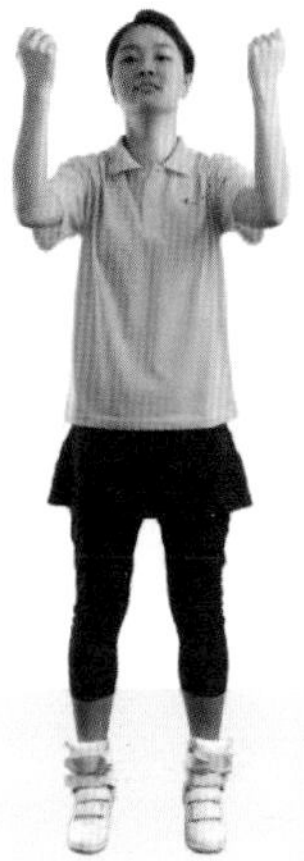

6

两臂逐渐下降，两手握成虚拳，手指稍用力，恢复到预备姿势。

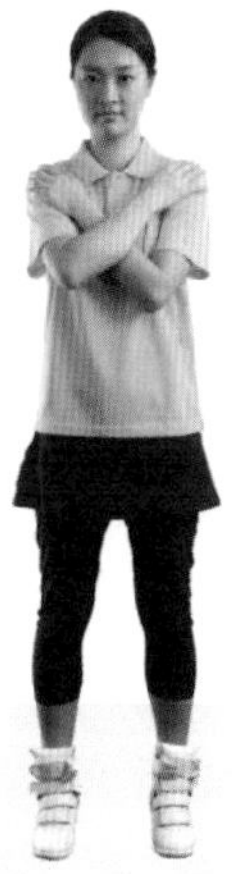

7

两手交叉胸前。

8

双腿挺直，上体向前弯，同时两臂前伸，两手前叉于肘部，双眼直视两手。

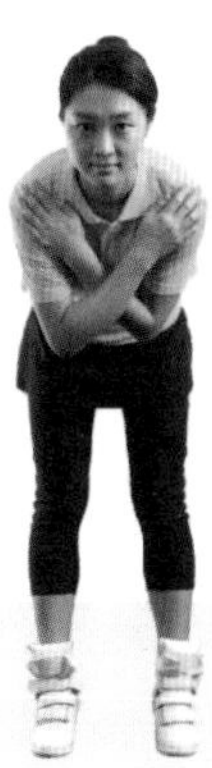

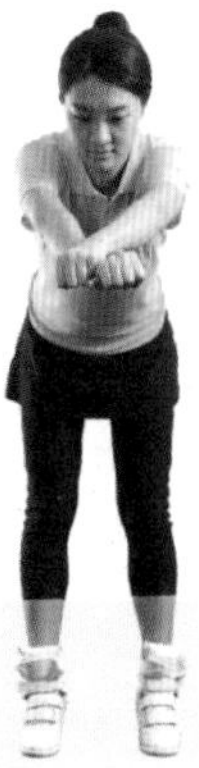

9

伸直腰，两手交叉举至头顶，向上攀物状，尽量使筋伸展，身体挺直，恢复预备姿势。

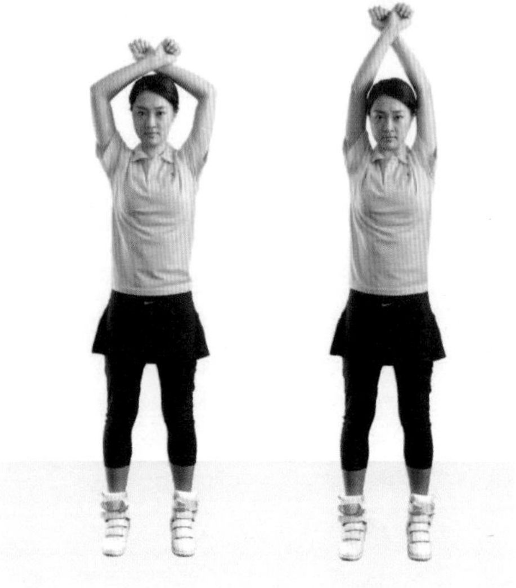

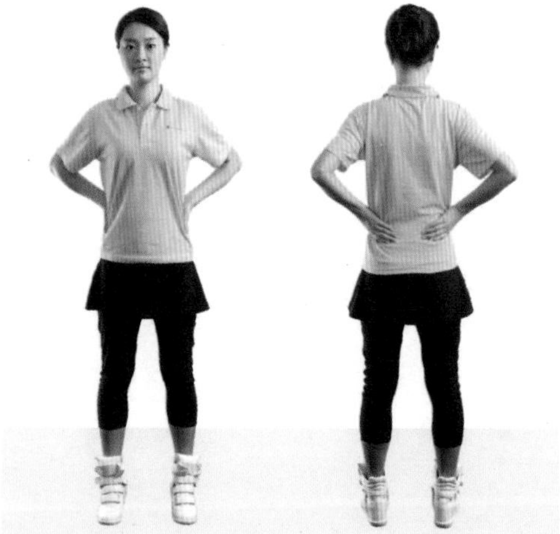

10

两手交叉腰后，拇指在前。

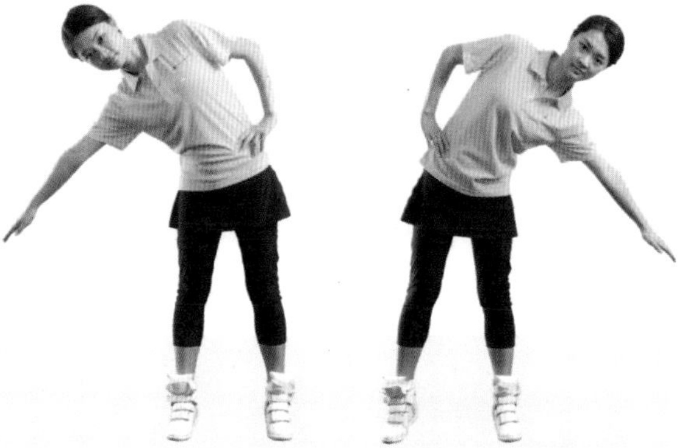

11

腰部左右侧弯，右侧弯时右臂向右下方伸，左侧弯时左臂向左下方伸。

12

将步骤 1~11 重复 10 次。

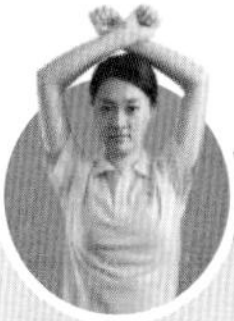

运动 Tips

诀窍

1. 上举时吸气，下降时呼气。
2. 弯腰时呼气，直腰时吸气。
3. 侧腰时呼气，直腰时吸气。
4. 复原时要保持上身挺直，切忌弯腰驼背。

说明

完成整套运动，需时 30 分钟。站立位，不需任何工具或设备。

功效及适用人群

强化呼吸系统，使呼吸深长，减轻气喘，增强体力。

适用于：气管敏感，哮喘患者及一般人群。

强肺消哮功

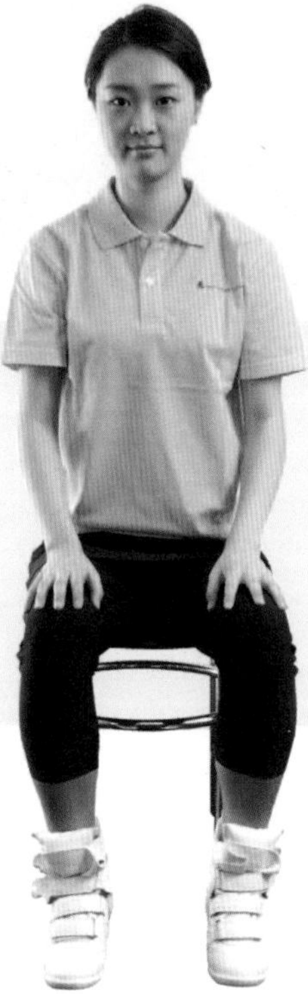

预备姿势

坐位，双手手掌放在大腿上，两足分开与肩同宽。

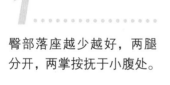

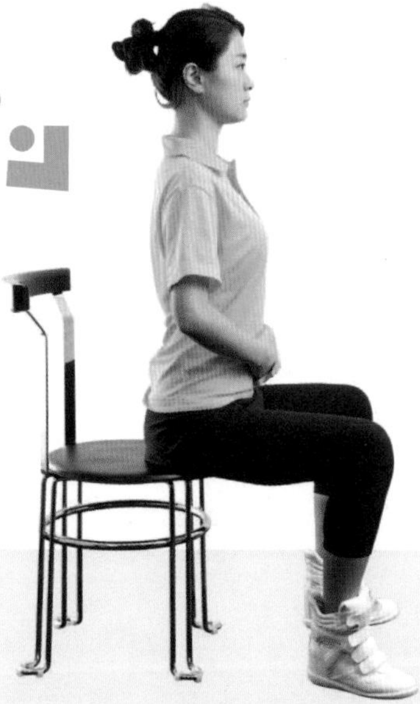

1

臀部落座越少越好，两腿分开，两掌按抚于小腹处。

2

深呼吸一次，待深吸气将完时上体深深前俯，头部低于两膝，同时两手紧按小腹，使腹压加大，膈肌上升，将肺内余气尽可能呼出。

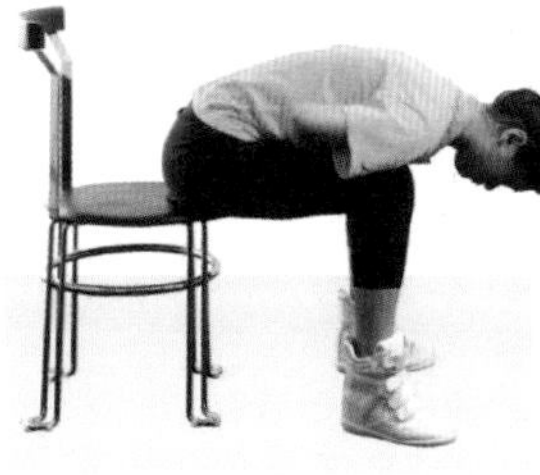

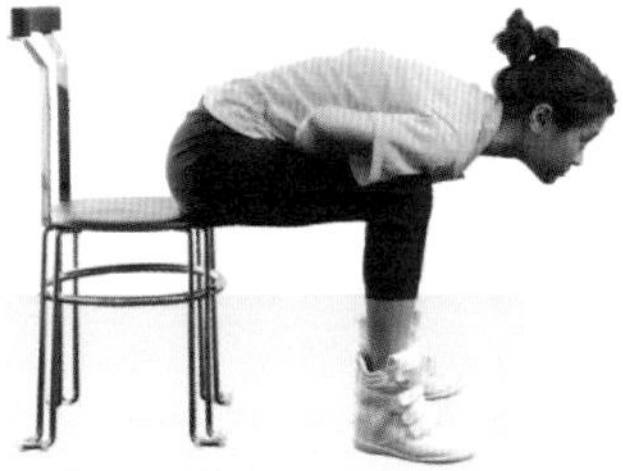

3

两手放松，引颈前伸如小匙状，缓缓吸气，同时慢慢将身体抬高，恢复端坐姿势，两掌按抚于小腹处，恰好将气吸满。

4

将步骤 1~3 重复 10 次。

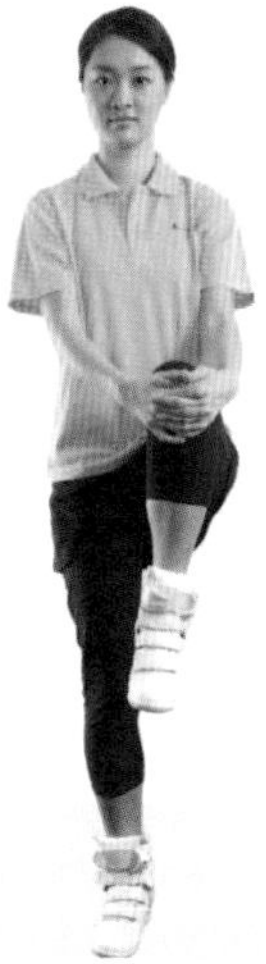

5

站起，左右腿交替抬高，再深蹲，重复 10 次。

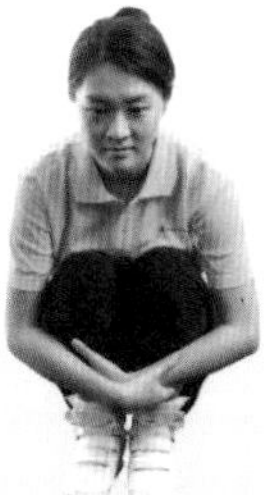

6

两脚分开，距离比肩稍阔，两臂自然垂下。

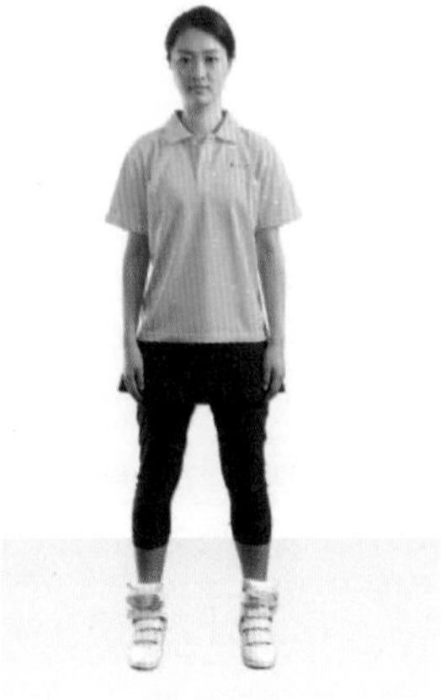

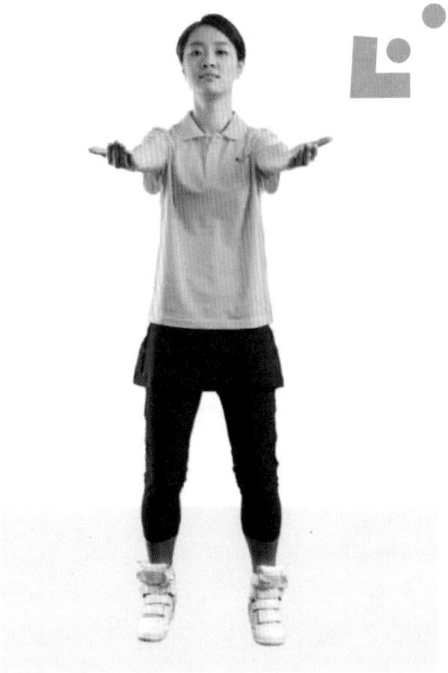

7

膝微屈，上体保持伸直，两臂前伸，掌心朝上。下巴自然微向上仰，吸气。

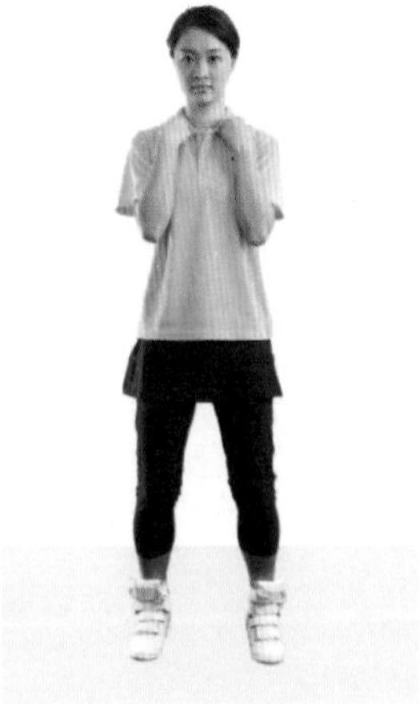

8

膝保持微屈，两臂拉回，掌心保持朝上，恢复两眼平视，呼气。

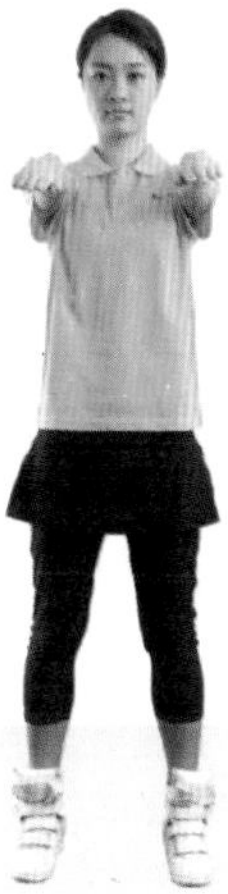

9

恢复两脚分开，距离比肩稍阔，双臂前平伸。

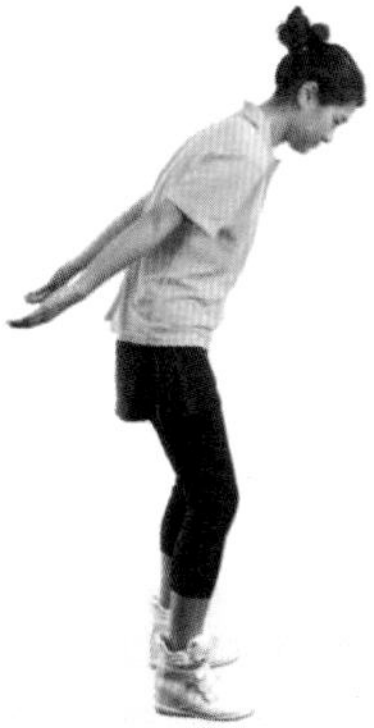

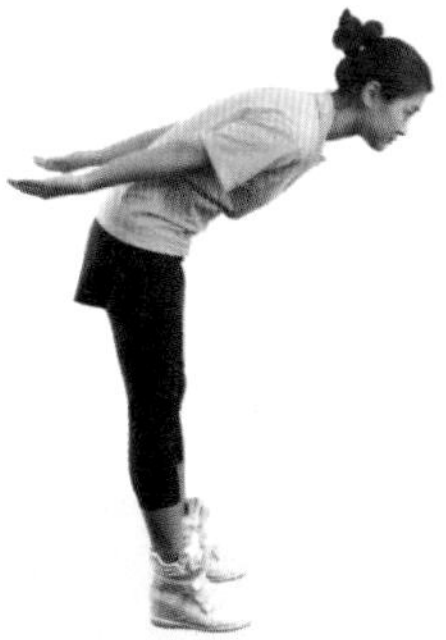

10

弯腰，双手在大腿后方，同时收腹呼气。

11

直腰，吸气，恢复至两脚分开，距离比肩稍阔，两臂自然垂下。

12

将步骤 6~11 重复 10 次。

13

呼气发音，仍站立，呼气时发出“呜”“咦”“啊”等音，最初发音时间较短，每次 5~6 秒，练一段日子后，发音时间可延长至 30~40 秒。

哮喘居家护理

1. 遵从医生指示定时用药。
2. 戒烟。
3. 减少接触过敏原。
4. 保持家居环境清洁，减少杂物堆积。
5. 尽量使用湿毛巾、地拖或吸尘机代替扫把清洁地板。
6. 放弃使用地毯。
7. 放弃饲养宠物。
8. 一星期最少一次以水温高于 55℃的清水清洁及更换床单、被铺及枕头套等。

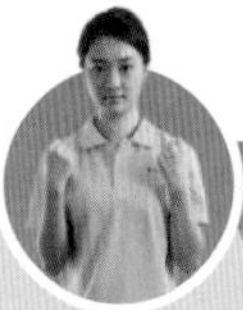

运动 Tips

诀窍

1. 进行坐位深呼吸（步骤 1~3），吸气时双掌无须用力，只要轻轻放于小腹，感受腹部膨胀，呼气时双掌用力按压小腹，加大呼气幅度。
2. 进行左右腿交替抬高，再深蹲（步骤 5）时，抬高腿呼气，放下时吸气；深蹲时呼气，站直时吸气。
3. 呼气发音（步骤 13）时，以稍稍感到气呼尽，停止发音后呼吸稍快为宜。
4. 复原时要保持上身挺直，切忌弯腰驼背。

说明

完成整套运动，需时 30 分钟。坐位与站立位结合，需要一张座椅。

功效及适用人群

强化呼吸系统，使呼吸深长，减轻气喘，增强体力。

适用于：气管敏感，哮喘患者及一般体力较差人群。

慢性阻塞性肺病

慢性阻塞性肺疾病是以持久性气道阻塞为特征的一组慢性呼吸系统疾病，包括慢性支气管炎、支气管哮喘、慢性阻塞性肺气肿等。由于慢性阻塞性肺病的症状亦常见于其他疾病，因此大部分病人要到病患晚期才会就医。

成 因

- 吸烟已被确认为慢性阻塞性肺病的成因。90% 的患者曾经或现正为吸烟者。患上慢性阻塞性肺病的机会，与每日吸烟数量及吸烟年期有关。非吸烟者患上慢性阻塞性肺病的原因可能包括空气污染及遗传因素。

常见症状

1. 长期咳嗽带痰。患者平日亦会有咳嗽咯痰问题。感冒或空气质量下降时，症状会恶化。
2. 气促。呼吸困难是一种晚期症状。患者会无法进行休闲运动，甚至日常活动时会感到呼吸越来越困难。

▲ 建议运动项目：坐位益气功、站位益气功

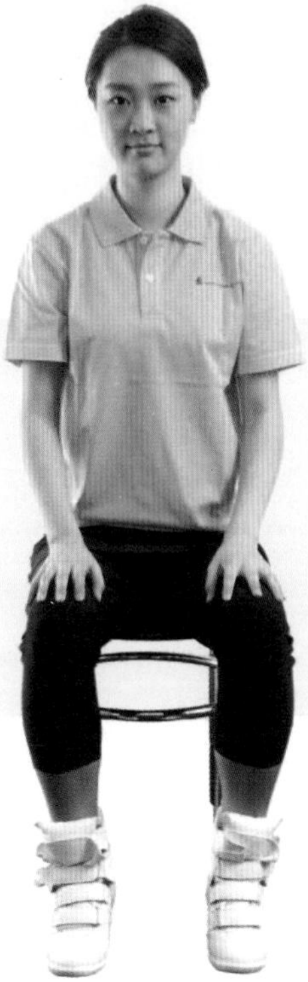

坐位益气功

预备姿势

坐位，双手手掌放在大腿上，两足分开与肩同宽。

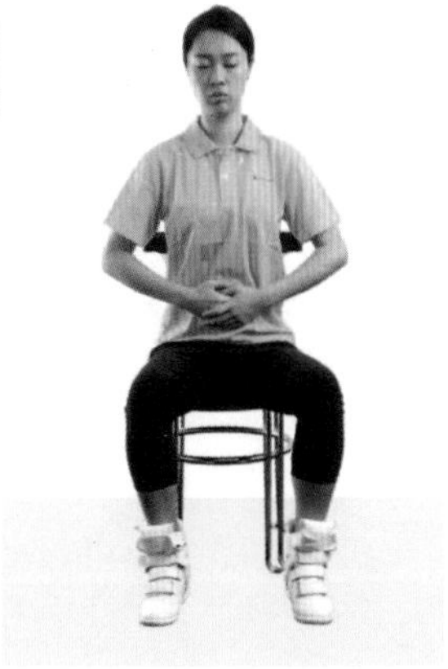

1

头微上仰，两手置于腹前，呼气，双手按住腹部帮助呼气。将余气尽可能呼出，慢慢吸气，双手感受腹部膨胀，头下放平视。

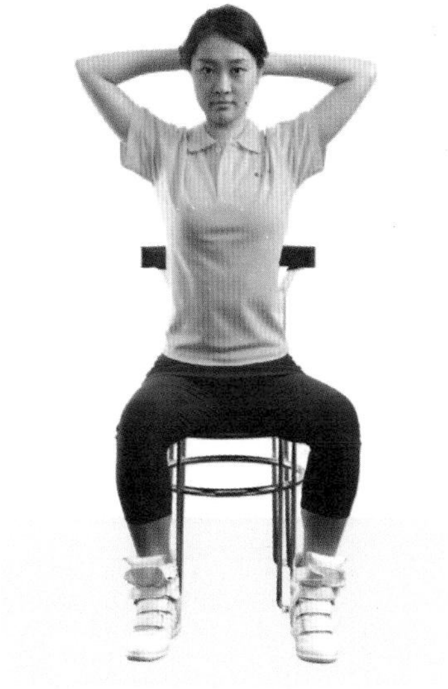

2

将双手置于脑后，用鼻子吸气。

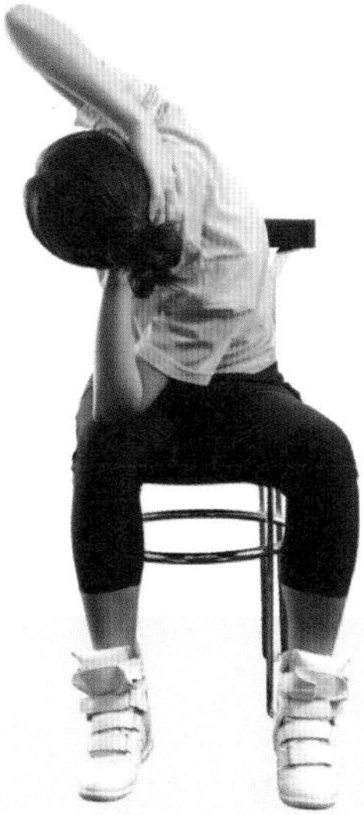

3

噘起嘴唇呼气，将左手肘弯至右侧膝盖，此时将肺内的气体吐出一半。然后将右手肘弯至左侧膝盖，将剩余的空气吐出，完成呼气动作，恢复至头目平视，双手置于脑后。

4

两膝屈伸，伸膝时呼气，屈膝（放松大腿肌肉）时吸气。

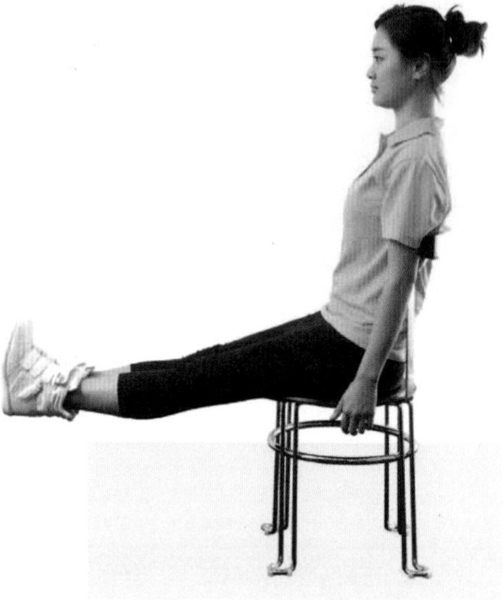

5

将步骤 1~4 重复 20 次。

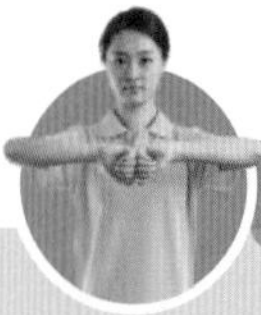

运动 Tips

诀窍

深呼吸，延长呼气阶段，呼气时间应比吸气时间长一至两倍。

说明

完成整套运动，需时 30 分钟。坐位，需要一张座椅。

功效及适用人群

锻炼呼吸肌，增加呼吸气量，增强体力。

适用于：慢性支气管炎，老年人易发气喘，肺气肿患者及大病后体力不继者。

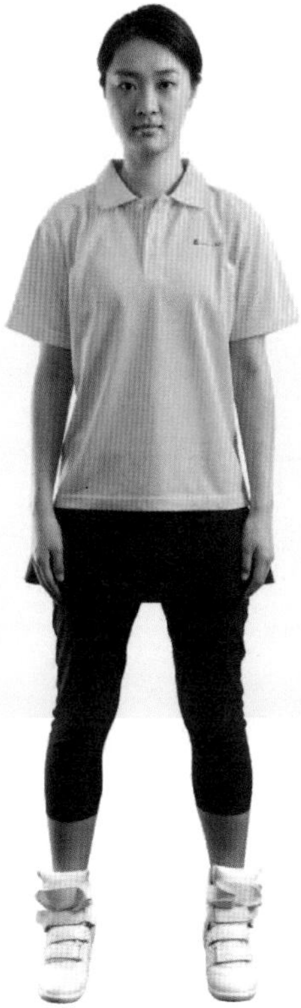

站位益气功

预备姿势

站立位，两脚分开，距离比肩稍阔，两臂自然垂下。

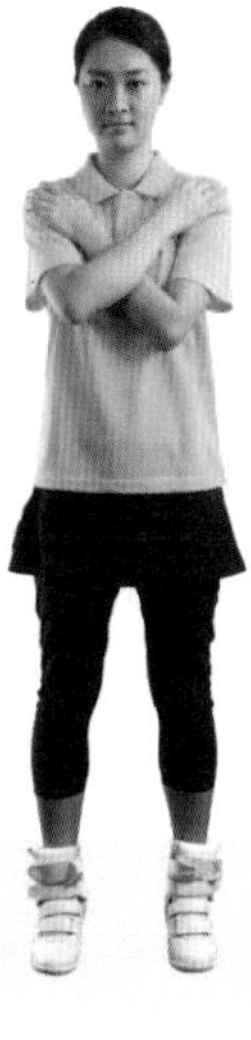

1

用鼻吸气，然后用口呼气。吸气时自觉气吸入小腹，呼气要深且长，感到用力把气呼尽。

2

两臂在胸前左右交叉，呼气并收缩胸部。

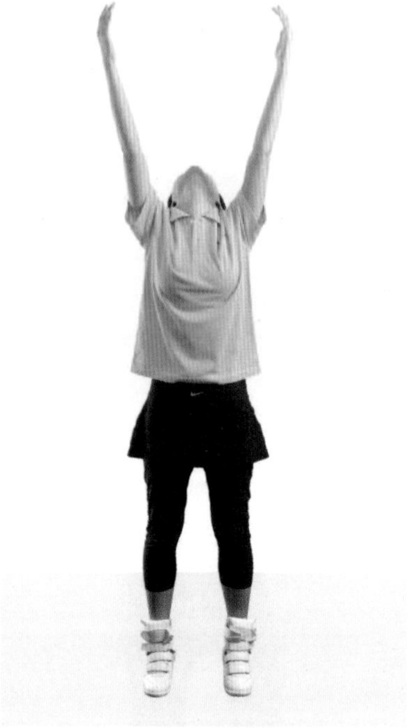

3

两臂慢慢上举，舒张胸部吸气。

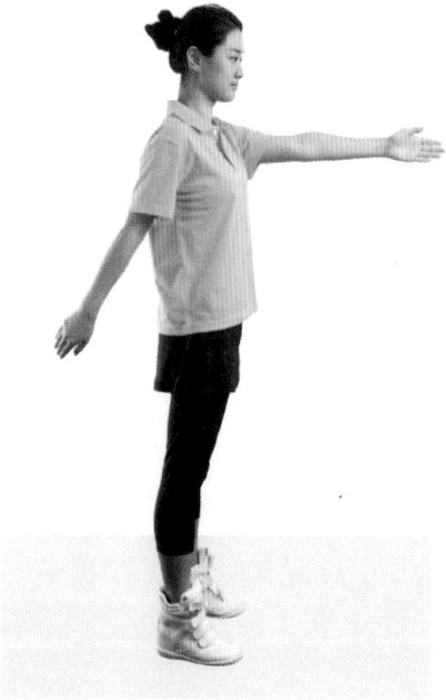

4

两臂左右自然摆动，自然呼吸约 30 秒。

5

两臂腹前交叉，向前屈体弯腰呼气。还原，两臂向两侧分开时吸气。两臂左右自然摆动，自然呼吸约 30 秒。

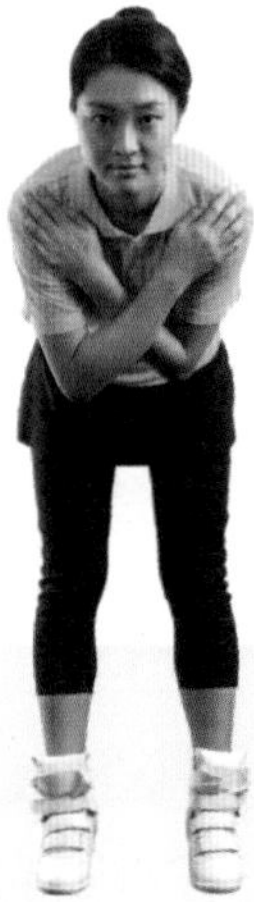

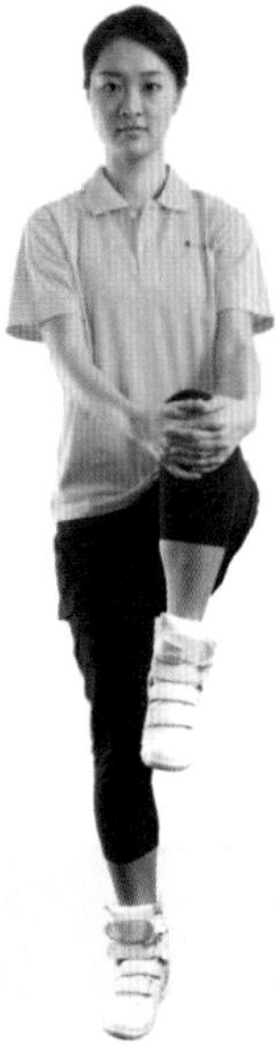

6

提起左膝以右脚单脚站立，以两手抱膝。抱膝压腹时呼气，还原时吸气。

7

两臂左右自然摆动，自然呼吸约 30 秒。

8

将步骤 1~7 重复 30 次。

慢性阻塞性肺病居家护理

1. 适当运动，可以散步之类低消耗量运动开始。
2. 立即戒烟，避免到空气污浊的地方逗留。
3. 及时预防和治疗感冒。
4. 保持室内空气流通，湿化吸入气体，避免扬起烟尘。
5. 保持充足营养。
6. 放慢脚步，不用心急，按自己觉得舒适的速度活动。
7. 感到疲倦时，停下来休息或减慢速度。
8. 避免站立或步行过久，可以的话坐下来工作。
9. 坐下来洗脸、洗头、洗澡，用轻便毛巾，减少扭毛巾所需的力。
10. 避免穿紧身衣或拉链在背后的衣服，可坐下穿衣。
11. 避免天气炎热或寒冷时候外出运动，注意避免着凉。

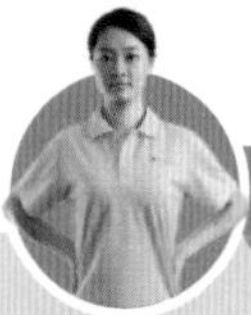

运动 Tips

诀窍

1. 谨记鼻吸口呼，呼气时口形要小，念“嘘”字音，呼气至尽。
2. 以不觉眩晕为度。
3. 呼气时间要比吸气长，呼气时间约为吸气时间 1.5 倍。

说明

完成整套运动，需时 30 分钟。站立位，不需任何工具或设备。如体力欠佳者，可以做坐位益气功。

功效及适用人群

锻炼呼吸肌，增加呼吸气量，增强体力。

适用于：慢性支气管炎，老年人易发气喘，肺气肿患者及大病后体力恢复中的人士。

Part 3

心脑血管系统

人体四肢百骸有赖心脏之跳动，把血液通过动脉灌注到全身，营养及氧气通过毛细血管进入细胞，经代谢后的废物则经静脉流回心脏，周而复始，维持生命。

现代人生活紧张，饮食营养过剩，血管阻塞，容易出现高血压、高血脂，甚至脑中风、冠心病等。慢跑、急步走、打球等带氧运动，甚至做家务等会消耗热量的运动都有益于心脑血管系统。但运动时要量力而为，本篇的运动适合高血压、手脚冷等血液循环较差的人士，有改善血管健康、通畅气血之效，亦适合年老体弱或重病者病后调理。

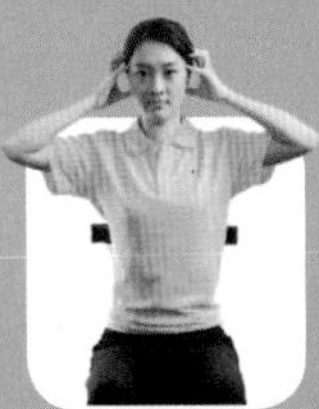

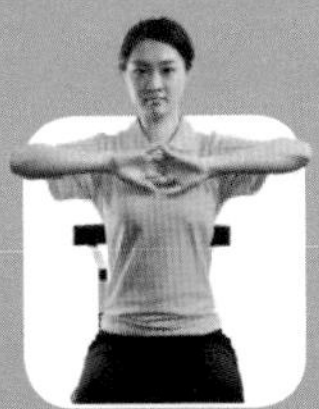

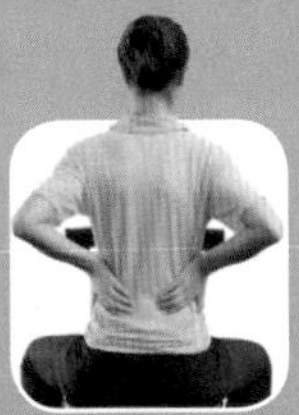

高血压

血压是心脏收缩时将血液泵入血管所加之于血管壁的压力。通常以毫米水银柱（mmHg）为单位，心脏收缩时的压力叫“收缩压”，通常是120mmHg，心脏舒张时的压力叫“舒张压”，通常是80mmHg，因此血压的记录方式为120/80mmHg。世界卫生组织（WHO）对高血压的定义是：在休息状态下血压持续地位于或高于140（收缩压）/90（舒张压）mmHg。

成　因

- 原发性高血压，成因尚未完全明确。与遗传因素、超重、纳盐摄取过多（进食过咸）、酒精摄取过多、吸烟、缺乏运动、精神紧张等有关。
- 继发性高血压，即由其他疾病及药物引起之高血压，如内分泌失调、肾炎、肾肿瘤、甲状腺分泌失调等。只要原有病治愈，血压便会恢复正常。

常见症状及监测

1. 高血压没有明显病征，往往是经血压例行测量时才偶然发现，小部分患者会有头痛、头晕、疲倦等现象。高血压可以导致冠心病、中风、视网膜血管病变（眼病）、肾衰竭等并发症。及早诊断和控制高血压可以防止或延缓并发症的出现，减少因并发症而死亡的机会。
2. 用血压计量度血压简单而快捷，不论水银柱血压计或电子血压计（手臂式准确度高于手腕式）均可。如有需要，医生会作进一步检查，如心电图、尿液检验、眼底检查及抽血检查肾功能、胆固醇、甘油三酯及血糖水平等。

▲ 建议运动项目：甩手运动，降压活颈操，降压保健按摩

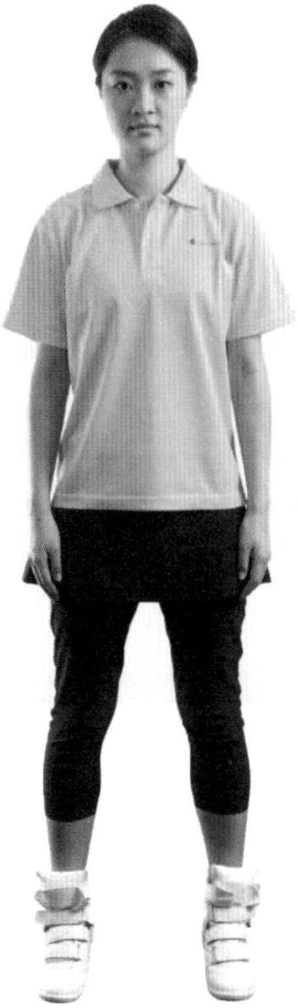

甩手运动

预备姿势

站立位，两脚分开，距离与肩同宽，两臂自然垂下。

1

腿稍弯，肛门上提，脚趾用力着地，两脚距离与肩同宽。

2

两手臂在同方向前后摇甩，向后用点气力，向前不用力。

3

前后摇甩的惯性运动，两臂伸直不要弯曲。

4

眼睛向前看，心中默数，除去杂念。

5

甩手时，舌顶上腭。

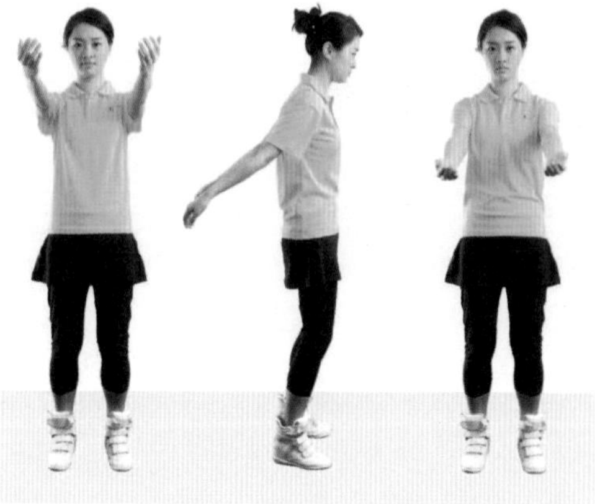

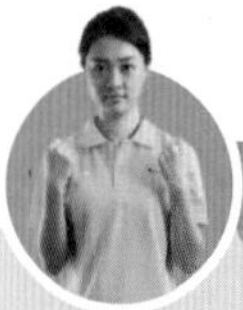

运动 Tips

诀窍

1. 起始动作要求：脚要伸直，腿稍弯，两臂伸直不要弯曲。
2. 两臂轻松地自由摇摆。
3. 初学者以 300 次为目标，慢慢加至 1000 次，每天甩手约 30 分钟。
4. “甩手功”以饭后两三小时练习为宜。
5. 头放平正，眼向前望。

说明

由“达摩易筋经甩手功”演变而来。初学者以 300 次为目标，慢慢加至每次 1000 次，每天约 30 分钟甩手。站立位，无须任何工具，不占地方，简单方便。

功效及适用人群

改善全身气血循环及提气强气，特别是内脏气血循环。

适用于：任何年龄人士，特别适合高血压患者及中老年人。

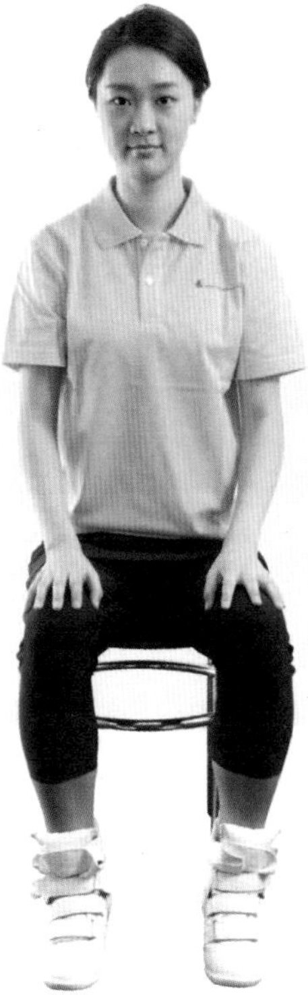

降压活颈操

预备姿势

坐位，双手手掌放在大腿上，两足分开与肩同宽。

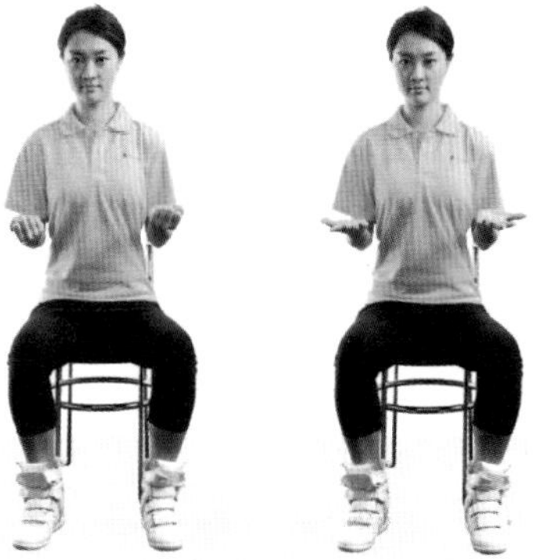

1

两手握拳，然后张开手指，亦可用一手搓两个核桃。

2

两足踝绕旋。

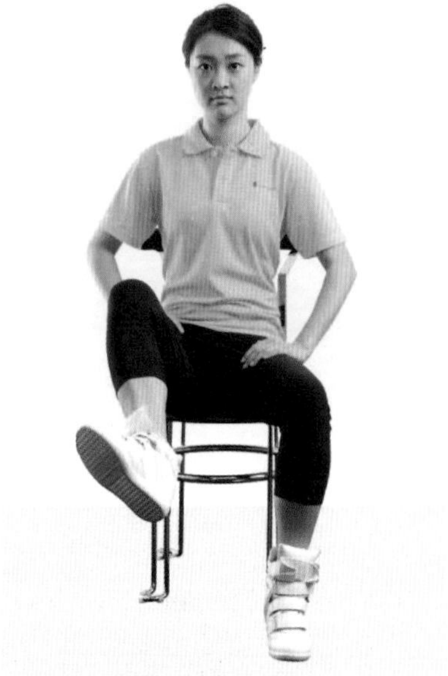

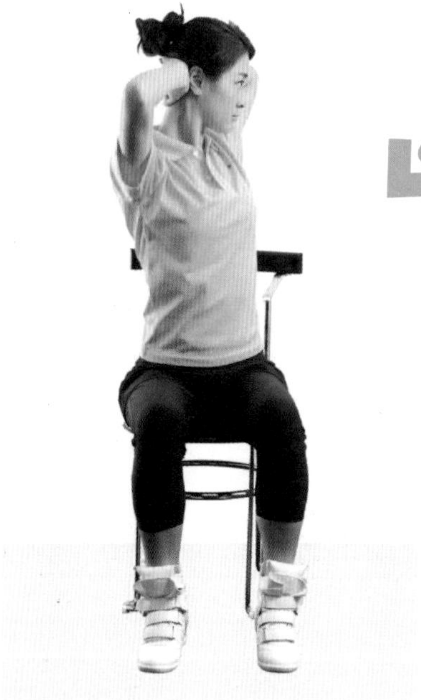

3

两手抱颈，左右扭腰转，
注意转动要缓慢柔和。

4

两膝屈伸，伸膝时呼气，屈膝时吸气，伸膝时闭气保持 3 秒。上述步骤重复 20 次。

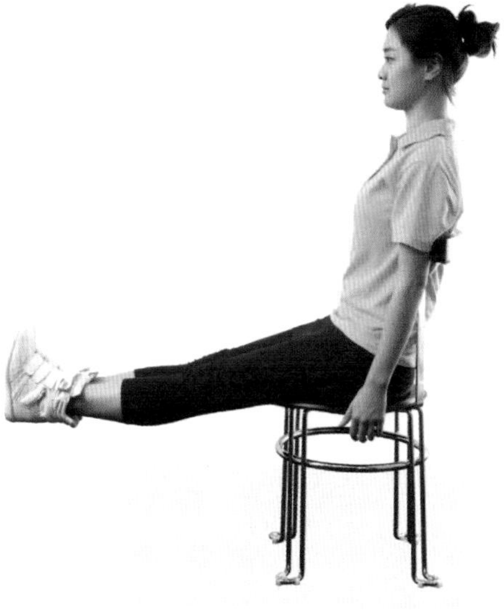

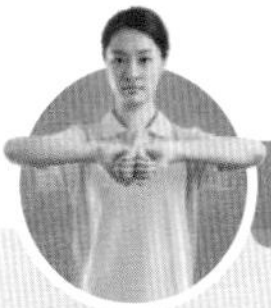

运动 Tips

诀窍

1. 握拳时呼气，松拳时吸气。
2. 进行步骤 3 时，头颈不旋转，只跟腰动。
3. 抬腿时呼气，放下时吸气。

说明

完成整套运动，需时 10 分钟。坐位，需要一张座椅。

功效及适用人群

改善全身气血循环，特别是头颈部血液循环。

适用于：高血压患者及中老年人。

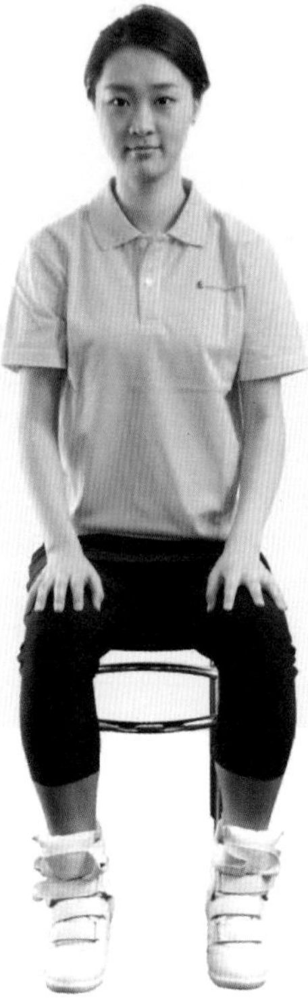

降压保健按摩

预备姿势

坐位，双手手掌放在大腿上，两足分开与肩同宽。

1

顺时针旋转按揉太阳穴。
旋转一周为一拍，做32拍。

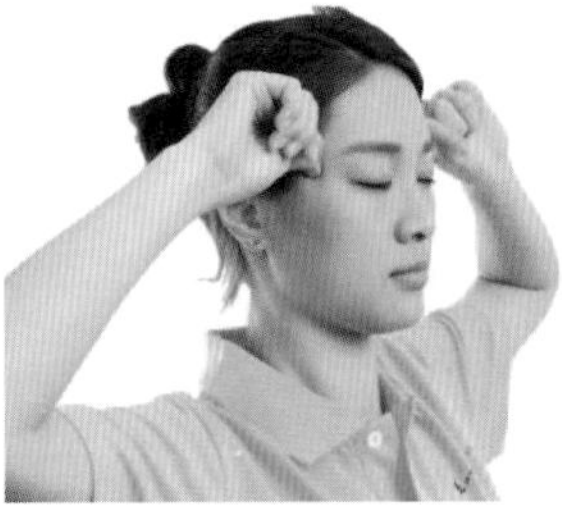

2

用手掌紧贴百会穴旋转，
旋转一周为一拍，做32拍。

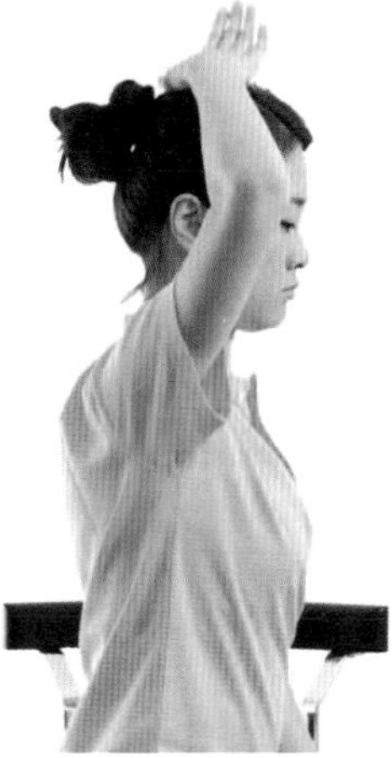

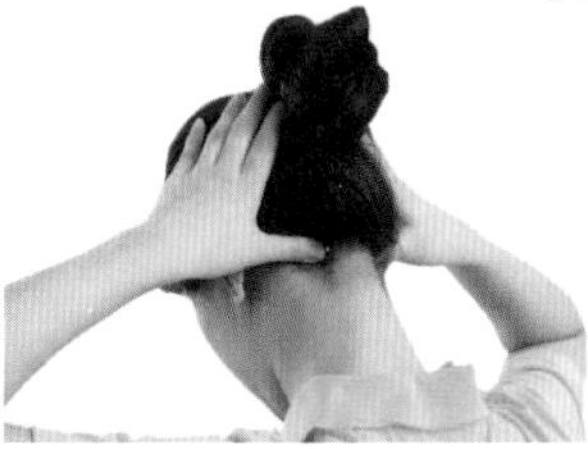

3

用双手拇指按揉双侧风池穴，顺时针旋转，旋转一周为一拍，做 32 拍。

4

两手五指自然分开，用小鱼际（掌侧小指下的突起肌肉）从前额向耳后按摩，从前至后弧线行走一次为一拍，做 32 拍。

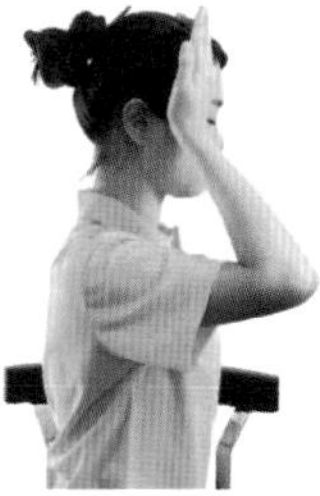

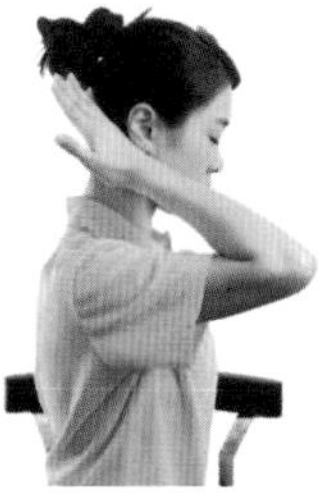

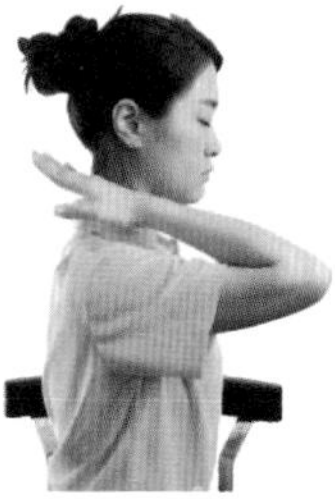

5

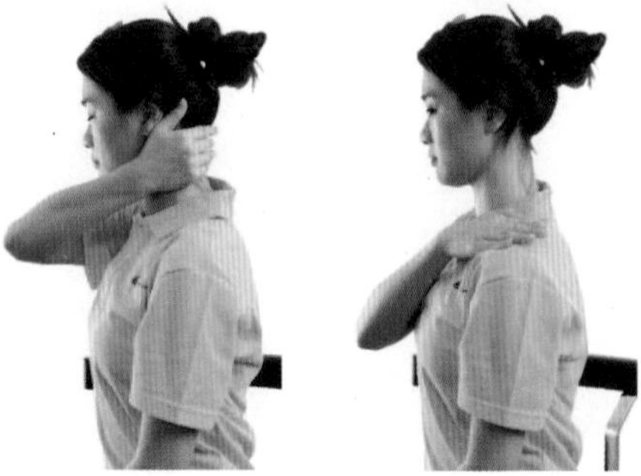

用右手掌大鱼际（掌面拇指根下至掌根肌肉）擦抹左颈部胸锁乳突肌（颈部两侧肌肉），再换左手擦右颈，一次为一拍，共做32拍。

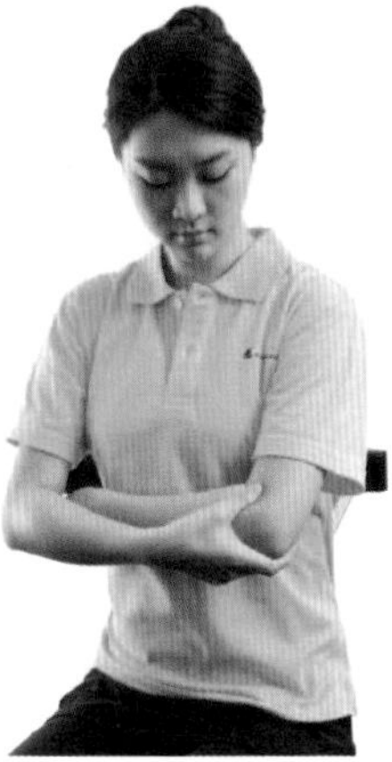

6

按揉肘关节处曲池穴，先用右手再换左手，旋转一周为一拍，做32拍。

7

用大拇指按揉内关穴，先揉左手后揉右手，顺时针方向按揉一周为一拍，做32拍。

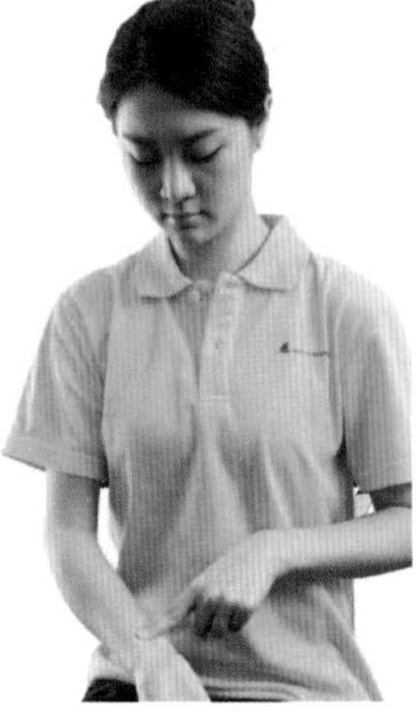

8

分别用左右手拇指按揉左右小腿的足三里穴，旋一周为一拍，做 32 拍。

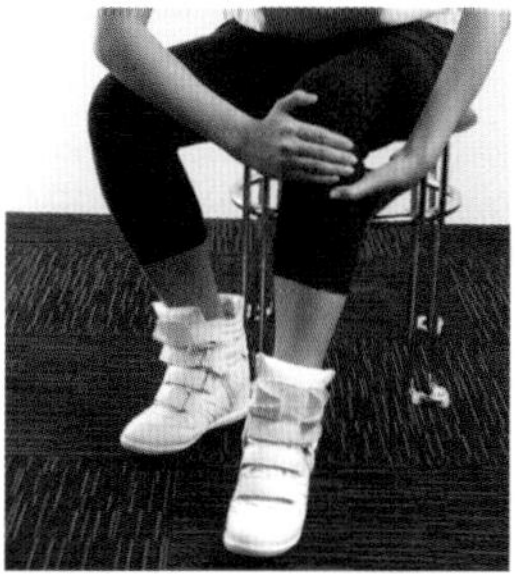

9

两手放松下垂，然后握空拳，屈肘抬至肩高，向后扩胸，最后放松还原。重复 20 次。

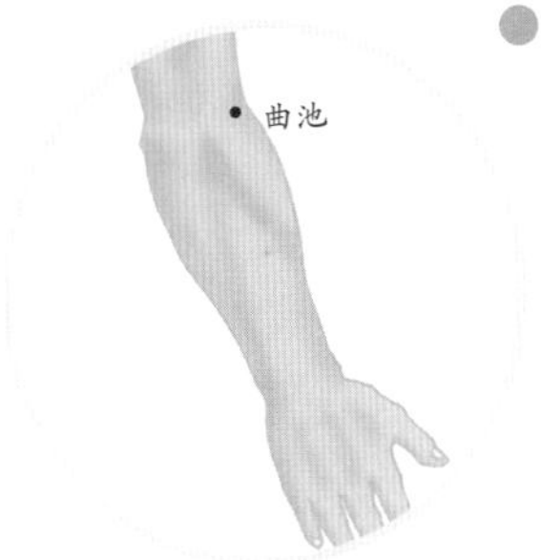

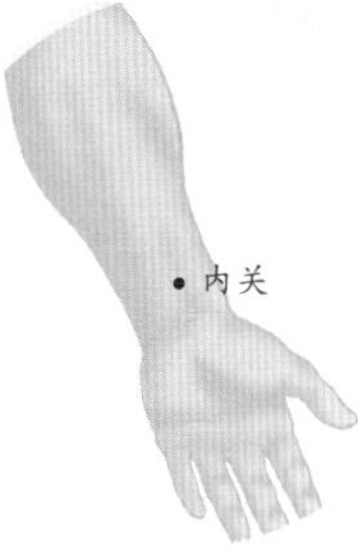

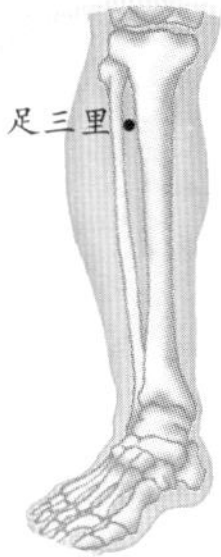

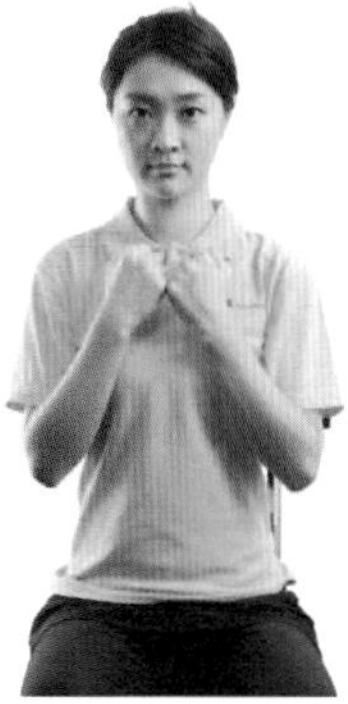

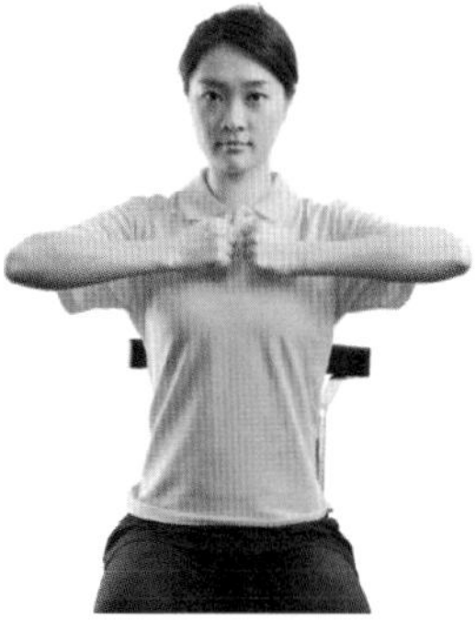

穴位	经属	定位
曲池	手阳明大肠经	侧腕屈肘，在肘横纹桡侧端凹陷处
内关	手厥阴心包经	前臂掌侧，腕横纹上 2 寸（相当于两个拇指），两肌腱（筋）之间
足三里	足阳明胃经	自髌骨下缘髌韧带外侧凹陷处（即犊鼻）下 3 寸，胫骨前脊外一横指处

高血压居家护理

1. 低盐饮食，减少进食腌制食品、香肠、腊肉、酱瓜。
2. 运动前之安静血压愈高者，其运动强度要愈轻。血压超过180/110mmHg者不宜进行运动。
3. 不可在运动过后全身仍然很热的情况下做冷水浴，避免血压急剧上升或下降。
4. 低脂饮食，保持大小便通畅。
5. 避免过劳或情绪激动。
6. 不要吸烟及酗酒。
7. 定时定量服药，定期复诊。

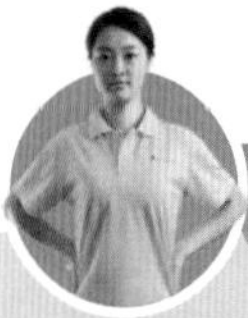

运动 Tips

诀窍

1. 按摩穴位时，指头稍用力，以局部感到酸胀为度。旋转按摩时，手指紧贴皮肤，不移位为宜。
2. 扩胸时呼气，还原时吸气。

说明

完成整套运动，需时10分钟，简单易学。按摩时穴位要准确，以局部酸胀、皮肤微红为度。建议完成甩手运动或降压活颈操后练习本操，亦可以每天早晚各练习一次。

功效及适用人群

改善头面气血运行，清利头目，晚间进行有助宁神安睡。

适用于：高血压患者、易有失眠者及中老年人。

手足冷

手足冷困扰不少人，尤其是妇女冬季四肢不暖甚为常见，多与血液循环较差有关，只要适量运动，改善血液循环即可减少不适。

成 因

- 甲状腺功能低下者，身体基础代谢率降低，产热不足，容易手脚冰冷；而心血管疾病，低血压、贫血者，血管硬化或阻塞的较年长者、糖尿病人，容易因末梢循环不良产生手脚冰冷。压力大、个性较为急躁导致交感神经亢进时，也容易手脚冰冷。较罕见的成因是雷诺氏症，因血管过度收缩导致血液循环不佳，手指或脚趾冰冷、麻木、刺痛，肤色由白变紫，最后转红，严重时指尖溃疡、坏死，年轻女性较常见。中医认为其与肾阳虚有关。

常见症状

身体怕冷，手脚尤其是指尖、脚尖等冰冷不温，指甲颜色淡白。有的人全年手脚都不温暖，特别是寒冬的晚上，躺在床上怎样盖被两脚亦不暖和，甚至影响睡眠。

▲ 建议运动项目：甩手运动，暖身操

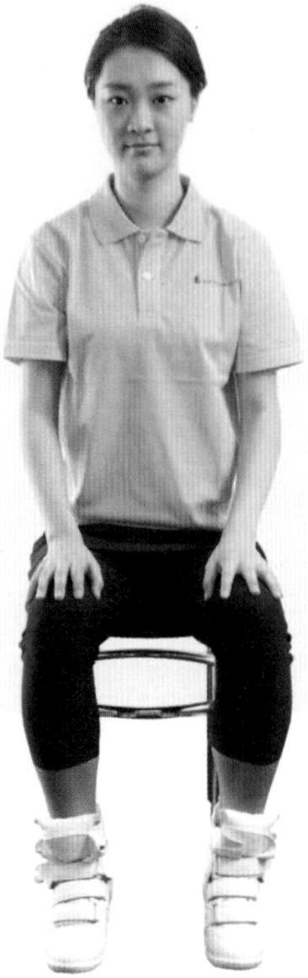

暖身操

预备姿势

坐位，双手手掌放在大腿上，两足分开与肩同宽。

1

两手掌相互搓摩至发热，将掌心垂直贴于前胸，同时舌顶上腭（此时注意力则贯注下腹部丹田部位）。保持3~5秒，还原，重复30次。

2

两手掌心互搓发热后，以左右手交替、由下往上轮替的方式按搓两颊，共按搓30次。

3

以两手手指交替由前往后的方式缓缓做出梳头动作，共梳 30 次。

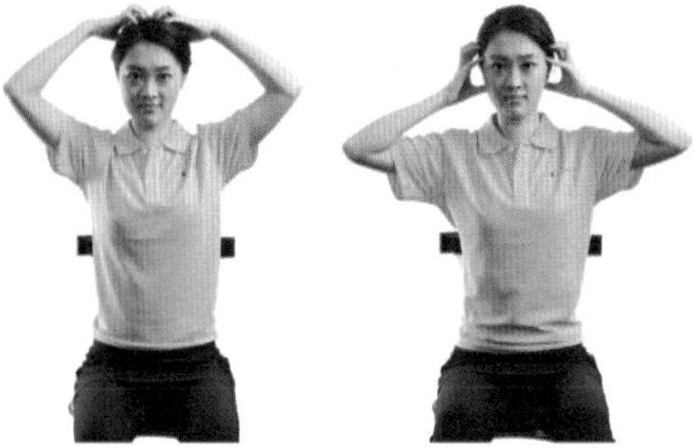

4

两手掌分别由右腋下到左下腹轮流往下动作，接着由左腋下到右下腹轮流往下动作。还原，重复30次。

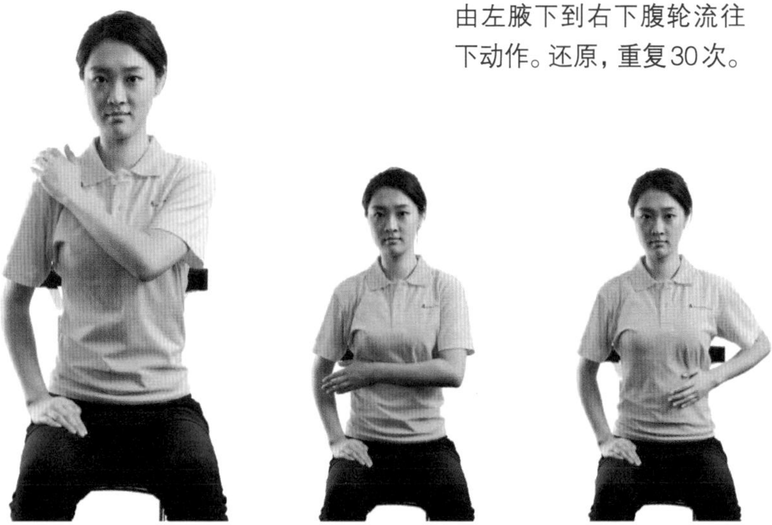

5

两手掌放置在背后肾脏的位置，上下搓揉，共搓揉 30 次。

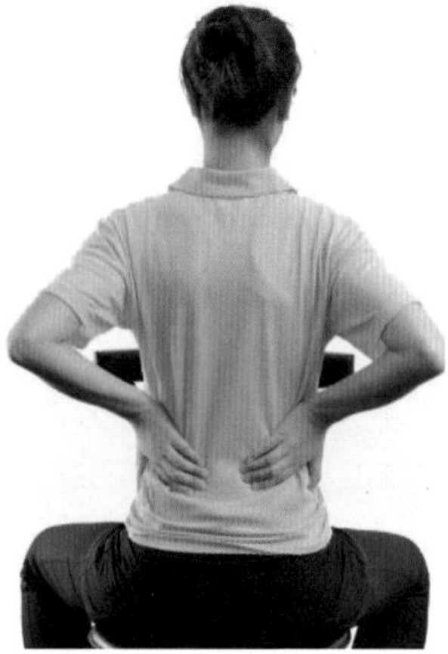

6

按摩劳宫、足三里、涌泉三穴位，每穴位反复按 100 下。

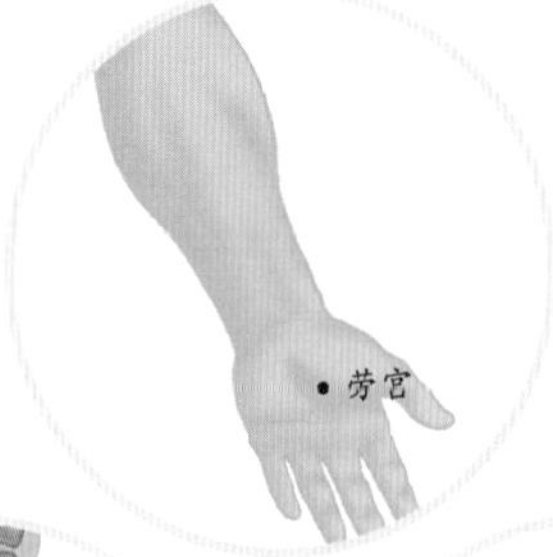

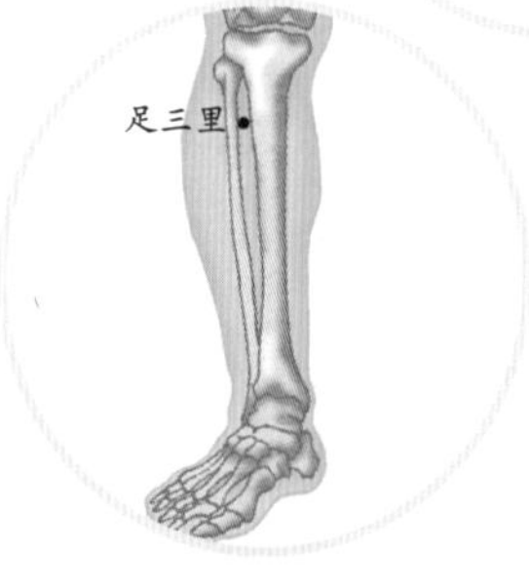

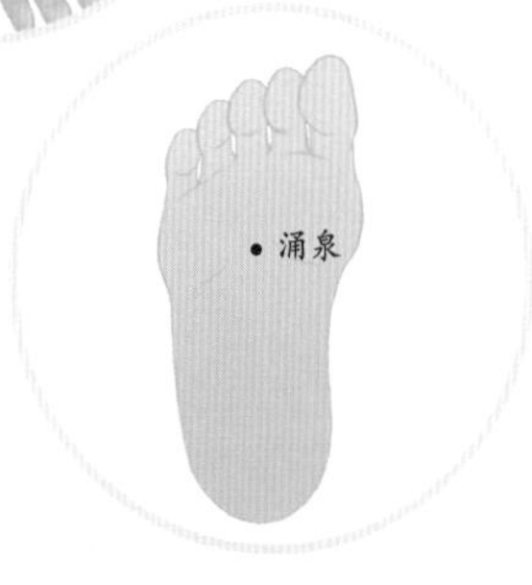

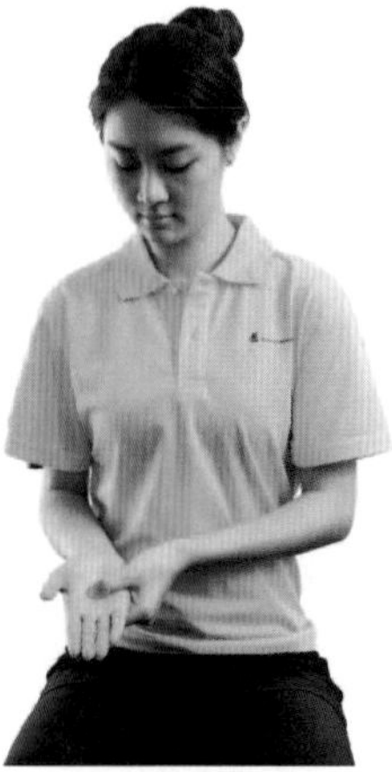

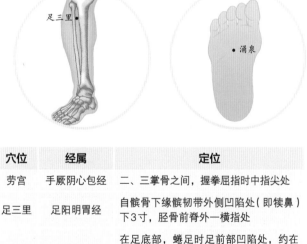

穴位	经属	定位
劳宫	手厥阴心包经	二、三掌骨之间，握拳屈指时中指尖处
足三里	足阳明胃经	自髌骨下缘髌韧带外侧凹陷处（即犊鼻）下3寸，胫骨前脊外一横指处
涌泉	足少阴肾经	在足底部，蜷足时足前部凹陷处，约在足底第二、三趾趾缝纹头端与足跟连线的前1/3与后2/3交点上

手足冷居家护理

1. 穿戴宽松的手套及袜子。
2. 穿着舒适的鞋子，保持手脚暖和及干爽。
3. 寒冷天气时减少户外活动。
4. 心情要放轻松，睡眠一定要充足，尽量不要给自己压力。
5. 睡前用温水泡脚，温暖及改善血液循环，更能改善睡眠。水温宜 40 摄氏度左右，每天睡前泡脚 10~20 分钟。

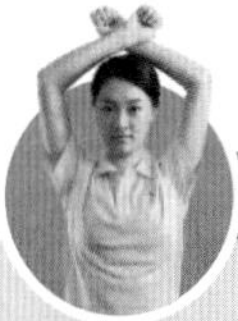

运动 Tips

诀窍

1. 进行步骤 1 时，不忘“意守丹田”，即想象身体的气都流到小腹位置。
2. 进行梳头动作（步骤 3）时，用指头轻轻按压头皮，并非以指甲抓头发。
3. 按摩穴位时，指头稍用力，以局部感到酸胀为度。旋转按摩时，手指紧贴皮肤，不移位为宜。

说明

完成整套运动，需时 15 分钟。按摩时穴位要准确，以局部酸胀、皮肤微红为度。建议完成甩手运动后进行本操。

功效及适用人群

改善气血运行，温暖四肢，强肾健脾。

适用于：面色暗淡，手脚不暖者，妇女月经期间及经后四肢冷尤为适合。

头晕

头晕是难以说清的症状，患者通常有头重脚轻、昏沉、脑子不清楚之感。

成 因

- 引起头晕的原因很多很复杂，主要有情志因素、饮食不节、外伤、体虚、久病、失血、劳倦过度等。

常见症状

1. 眩晕：即天旋地转，感觉外界环境会动，常合并恶心、呕吐。多半与耳部疾患有关，亦可能是眼睛、小脑、脑干问题。如前庭神经炎、良性阵发性体位性眩晕、美尼尔氏症等。
2. 昏厥：即短暂（几秒或几分钟）丧失意识，最常见的是心律不齐、体位性低血压、或因情绪受刺激而造成迷走血管性昏厥等。
3. 不平衡感：帕金森症患者步行不稳，难以平衡。多与年纪大、视力减退，或白内障、动作缓慢、神经感觉迟钝有关。
4. 非特异性头晕：难以描述得很准确。通常与工作忙碌、紧张、焦虑、忧郁有关；服用感冒药、镇静剂等亦可能出现头晕不适。

▲ 建议运动项目：止晕操

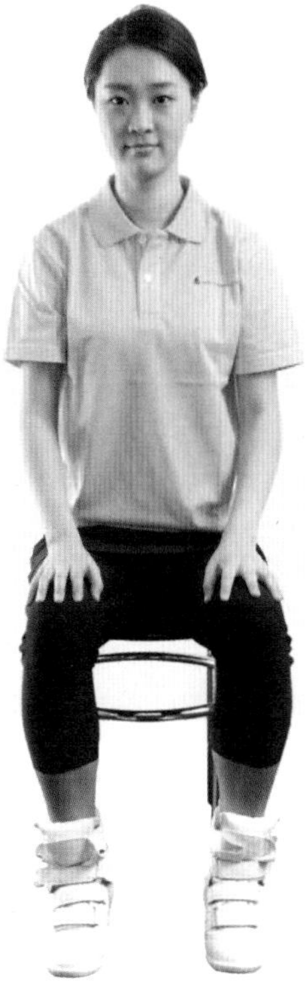

止晕操

预备姿势

坐位，双手手掌放在大腿上，两足分开与肩同宽。

1

用双手手掌，紧密地捂住双耳。手指放置于后脑勺，中指压于食指之上。

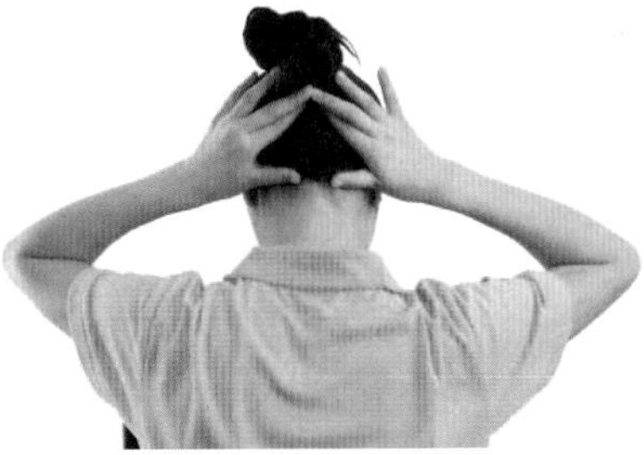

2

食指、中指交叉轻弹脑后部，原是中指在上、食指在下，然后中指向下轻弹、食指向上弹起，再回复原位（中指压食指），重复30次。

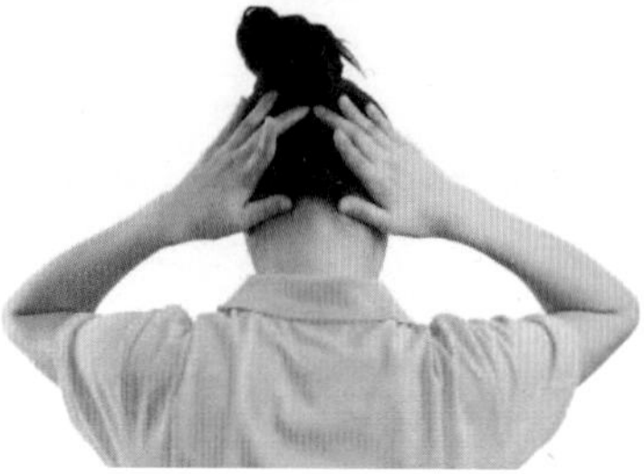

3

双手轻柔地离开耳部，恢复到预备姿势。

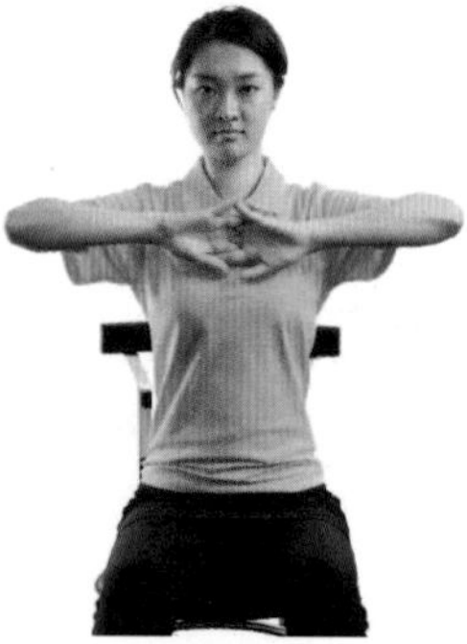

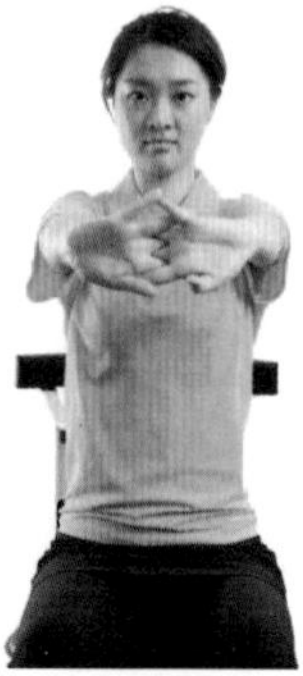

4

两手手指相叉于胸前，反掌向外，伸直两臂。

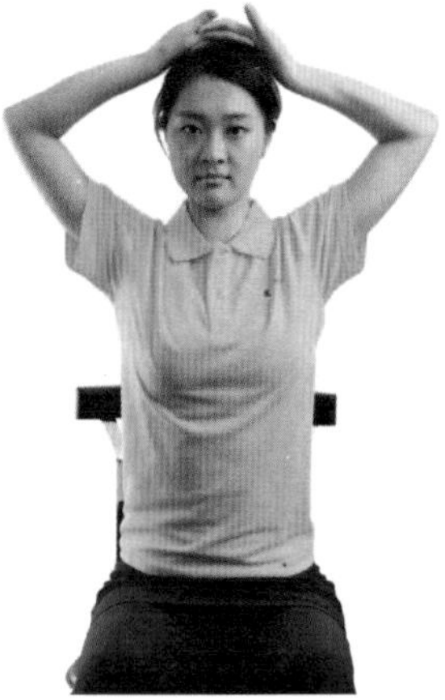

5

把相叉的手放在头顶，
掌心向上。

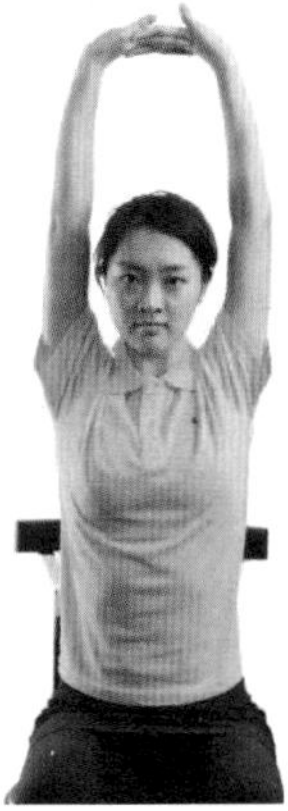

6

用力上托，臂肘伸直，
全身伸展。

7

放下双手到头顶，重复
上托，还原放下两臂，
重复 30 次。

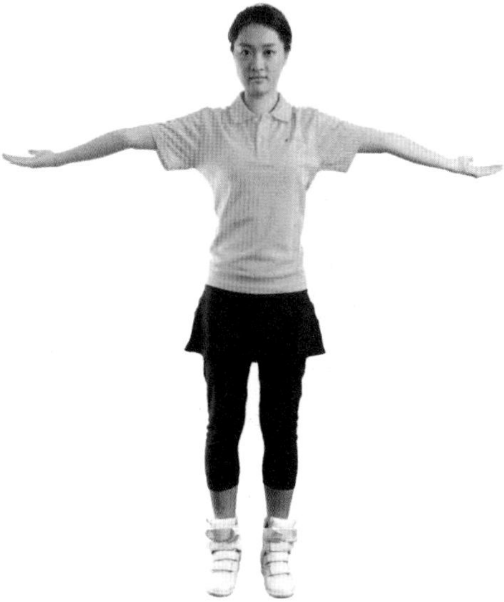

8

站立位，一臂伸直侧举
至与肩部水平，反掌至
手掌朝上。

9

左手握住下巴，使下巴向外摆，下巴方向与伸手方向相反，两手用力，保持 5 秒。

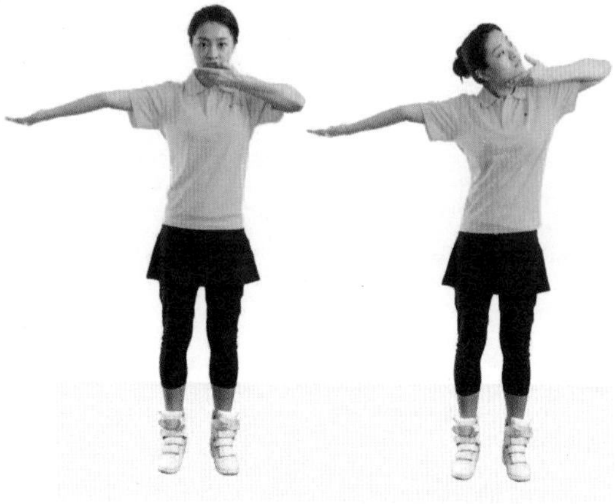

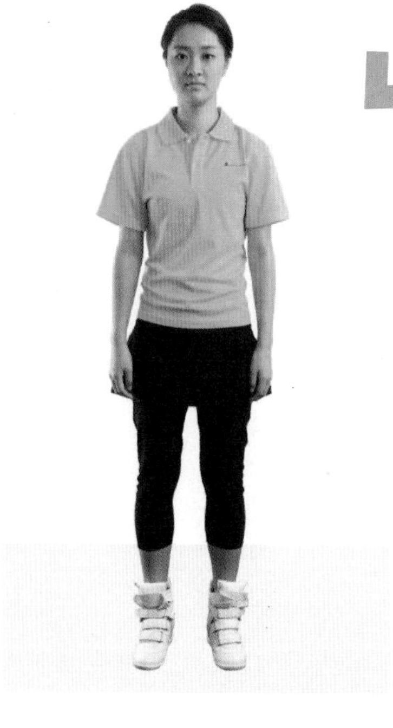

10

还原，下巴恢复原位，两臂自然垂下。

11

交换左右手练习，将第 8~10 步骤重复 15 次。

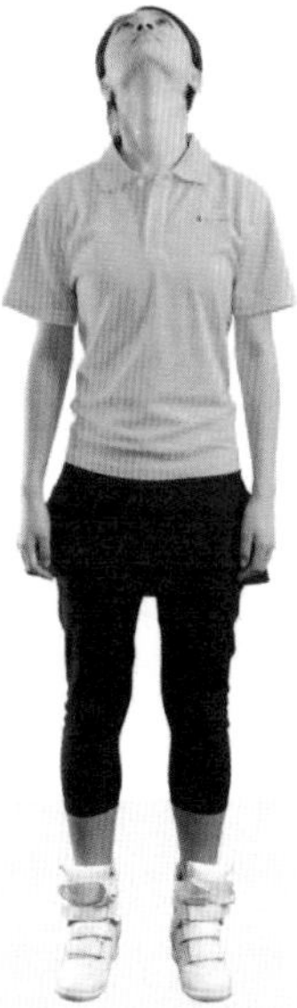

12

身体立正，全身放松，伸颈沉肩，头向上抬。

13

保持抬头姿势，头向左右倾倒摆动，先慢后快，重复 30 次。

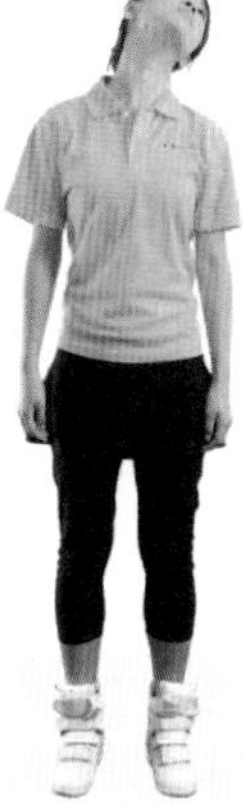

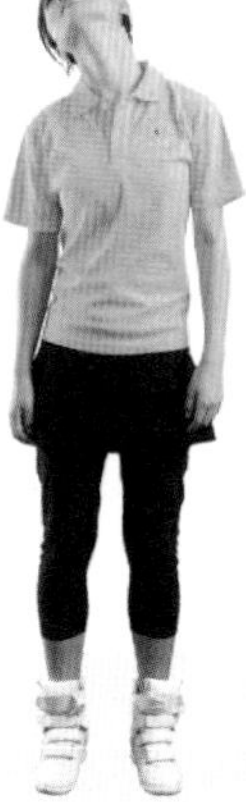

14

放松至原位，两目平视，轻松站立。

头晕居家护理

1. 眩晕反复发作，应及时就诊，查找病因。
2. 低盐饮食，减少进食腌制食品、香肠、腊肉、酱瓜。
3. 拒绝烟、酒、咖啡、浓茶、可乐、巧克力等刺激品。
4. 充足的睡眠。
5. 避免压力过大。
6. 长期眩晕者，随身带药，一发作即服用。

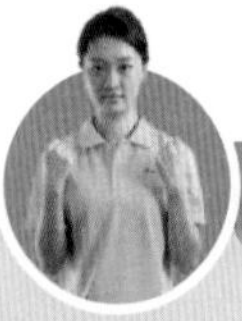

运动 Tips

诀窍

上托时想象手上如有重石，上托时腰身均出力上托。上举时吸气，放下时呼气。

说明

完成整套运动，需时 30 分钟。坐位与站立位结合，需要一张座椅。

功效及适用人群

改善头颈血液循环，止晕消胀。

适用于：经常低头，易头晕者。

耳鸣

耳鸣是在没有外来声音时，仍然感觉到的耳内声响，通常只有当事人才听到，旁人听不到。耳鸣会困扰患者生活，甚至影响社交活动，触发失眠、抑郁、焦虑的问题。

成因

- 长期接触过大的声音。
- 听觉器官老化。
- 内耳疾病如美尼尔氏症（耳水不平衡）。
- 听觉神经系统病变，如听觉神经瘤。
- 焦虑和不安会令人对耳鸣特别敏感，并会作出较大的情绪反应。
- 在很宁静的环境感到耳朵嗡嗡作响，或是偶然地听到数秒钟的耳鸣，是很普遍的现象，不属于病态。
- 噪声可诱发耳鸣。

常见症状

1. 初期仅在宁静的环境容易听到耳内声音，严重者一般社交环境下也会有耳鸣作响。
2. 耳鸣声或如尖叫声刺耳（高频），或如打雷声般低沉（低频），或如脉搏跳动般规律。
3. 有单侧发作，亦有双侧发作。
4. 或伴有听力下降，眩晕、耳胀、耳塞感。

▲ 建议运动项目：腹式呼吸法，耳鸣操

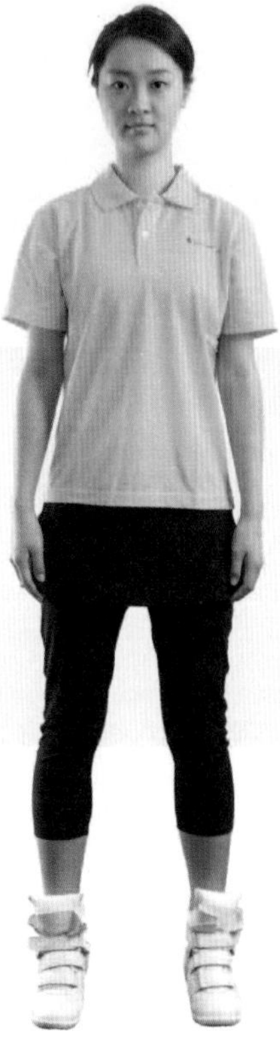

耳鸣操

预备姿势

站立位，两脚分开，距离比肩稍阔，两臂自然垂下。

1

两手上举，手掌跨过头顶，交叉挽起对侧耳朵。

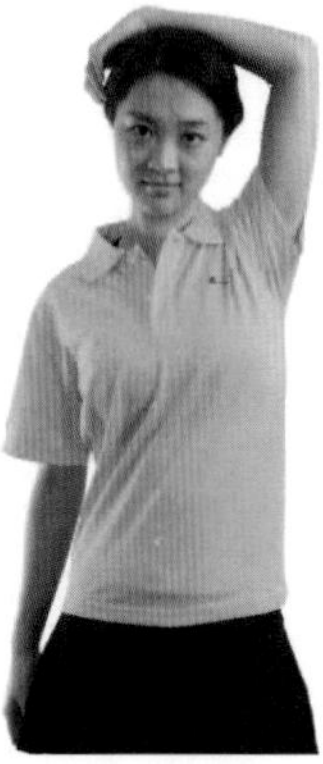

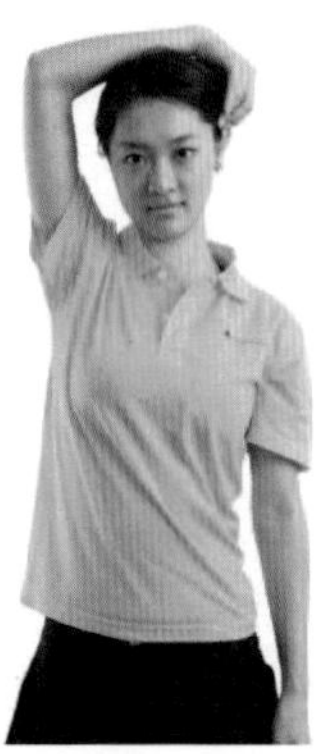

2

拉住耳朵上端，向上提 3~5 秒，然后放松。

3

上提耳朵及放松，改另一侧手、耳，是为 1 次，重复 15 次。

4

先搓掌心 50 次至感到温热，趁掌心热时紧按双侧耳门，重复 15 次。

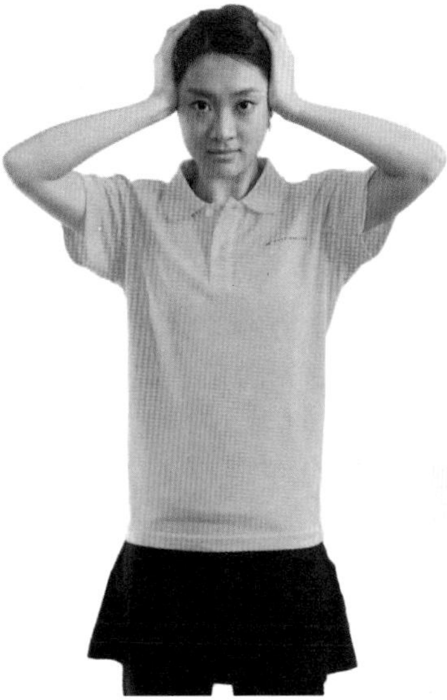

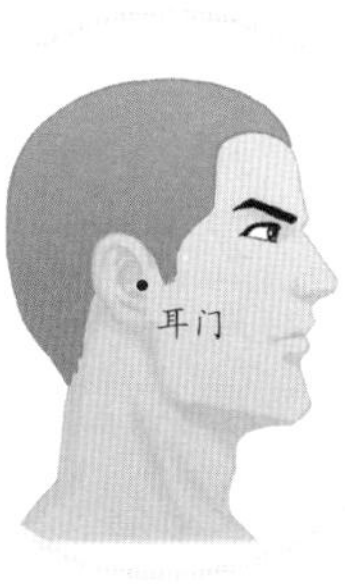

穴位	经属	定位
耳门	手少阳三焦经	位于面部，当耳屏上切迹的前方，下颌骨髁状突后缘，张口有凹陷处

5

先用大拇指顺时针方向按摩耳门 15 下，再逆时针方向按摩耳门 15 下。

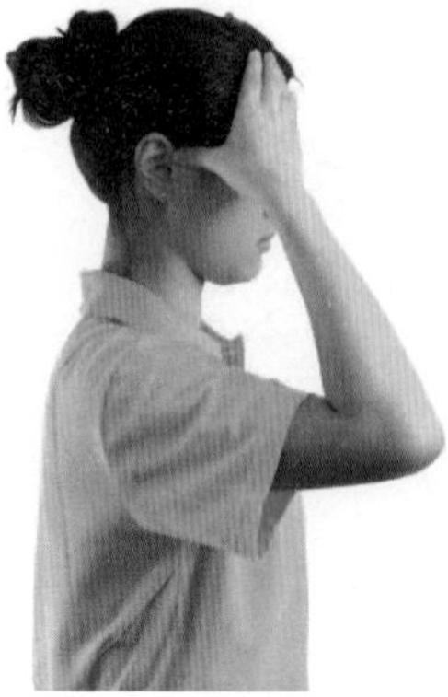

6

用食指和中指并拢扣耳门两下，大拇指按一下，两摩一按为一回，连续 15 次。

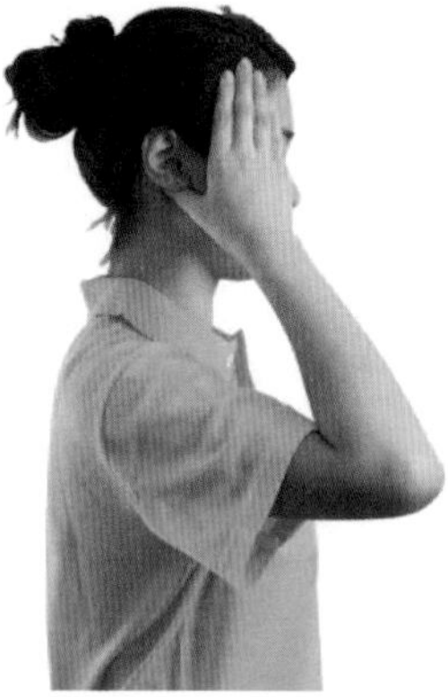

7

将双手置于头部。拇指指尖按在翳风穴，其他四指分散地放在耳朵上方。然后拇指用力对凹陷进行点按，直到能感觉出酸胀感。每次 2 分钟。

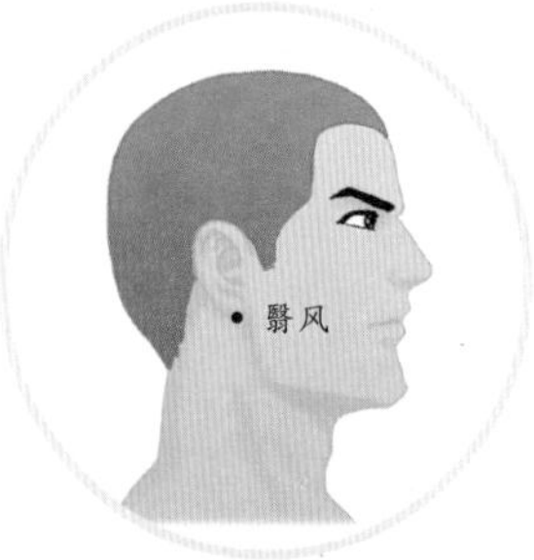

穴位	经属	定位
翳风	手少阳三焦经	耳垂后耳根部，颞骨乳突与下颌骨下颌支后缘间凹陷处

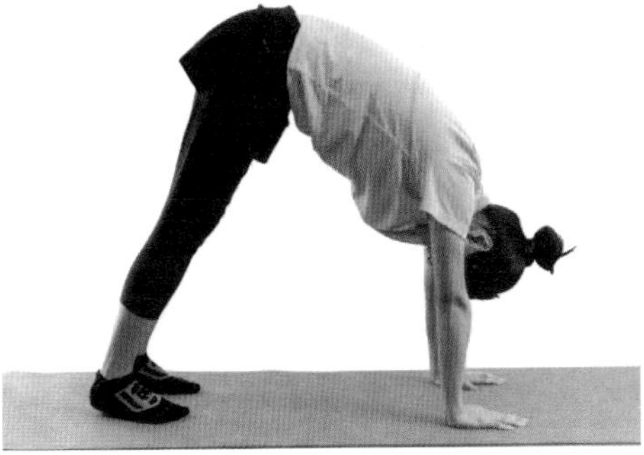

8

四肢踞地，身体向前向后振荡 3 次。

9

加大手脚之间距离，腰向前伸。

10

身躯向后退缩还原，重复 7 次。

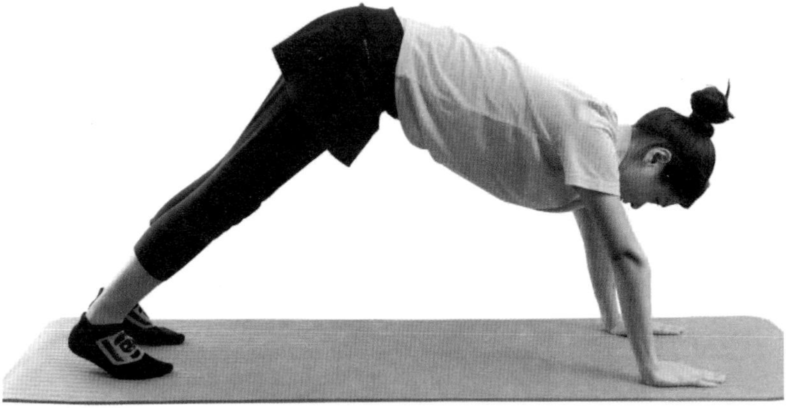

耳鸣居家护理

1. 在高噪声环境下工作，请使用耳塞保护听觉。
2. 使用耳筒机时应将声量调至中等，并应以每日 1 小时为限。
3. 若确定耳鸣并非因弱听或疾病所致时，应放松心情，减少耳鸣带来的烦恼。
4. 请避免长期曝露于过度喧闹及嘈杂的环境中。
5. 遇到巨大声浪，如打桩或修路等工程时，应用手掩住耳朵。

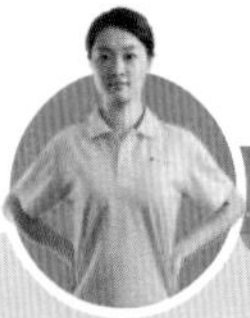

运动 Tips

诀窍

1. 按摩穴位时，指头稍用力，以局部感到酸胀为度。旋转按摩时，手指紧贴皮肤，不移位为宜。
2. 进行步骤 9 时呼气，步骤 10 时吸气。

说明

完成整套运动，需时 30 分钟。站立位，需一张坐垫。

功效及适用人群

补肾助耳，减少耳鸣。

适用于：偶有耳胀、耳鸣者。

Part 4

消化系统

消化道是从口腔开始至肛门为止的通道。食物从口腔进入人体后，通过食道、胃、小肠、大肠，最后从肛门离开人体。消化道内有黏膜分泌消化液，亦有肌肉调节开合及推进食物。消化系统还包括肝脏及胰脏。

强健的消化系统是身体健康的基础，消化功能弱者常见神疲乏力，肌肉不实。身形庞大的人不一定肌肉强健，可能只是脂肪堆积，肌肉比例少，多有消化系统减弱问题，通过康复运动提升消化系统功能有助控制体重及焕发精神。

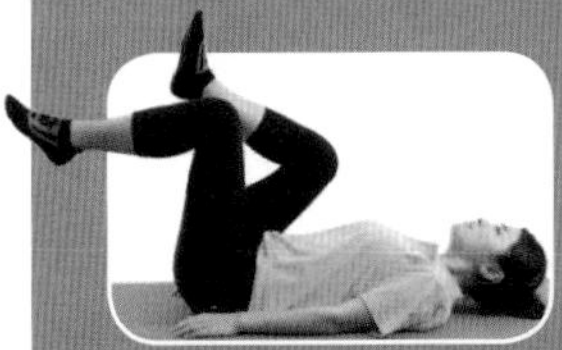

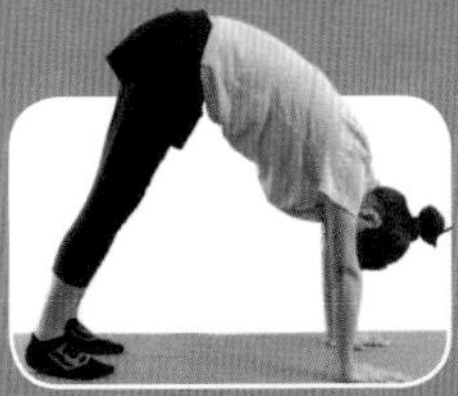

肝炎

肝脏是重要的脏器之一，其功能主要为代谢、合成、转化、排泄以及解毒等。一旦肝功能产生异常，肝脏将无法正常地发挥功能，随着肝损伤渐渐加重，将会造成人体内部严重的伤害。

成因

- 肝炎顾名思义就是肝脏细胞发炎，失去原来的代谢功能。其可以分为病毒性肝炎（由肝病毒感染所致）和非病毒性肝炎（常见由酒精或药物中毒引起，亦有原因不明者）。

常见症状

甲型肝炎没有慢性期，因此只有急性肝炎。发病时患者会有肝区刺痛、腹胀、嗳气、食欲减退、乏力，甚至出现黄疸（皮肤发黄、眼白发黄、小便发黄）。乙型肝炎会有慢性带菌及慢性炎症状态。患者不一定有症状，只能通过身体检查发现病毒感染，了解病情进展。常见检查包括乙型肝炎病毒抗原及抗体测试、肝酵素测试、肝脏超声波检查。

▲ 建议运动项目：护肝操

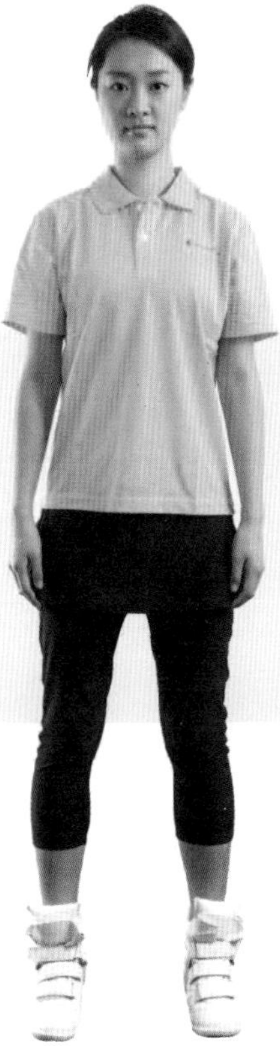

护肝操

预备姿势

站立位，两脚分开，距离与肩齐宽，两臂自然垂下。

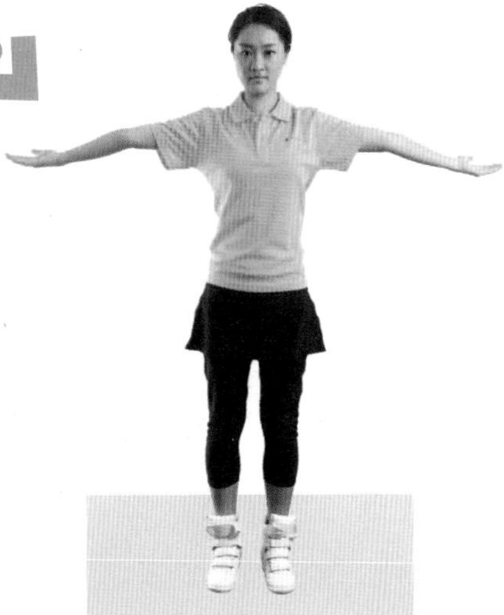

1

两臂向上、向外展开，用鼻吸气。

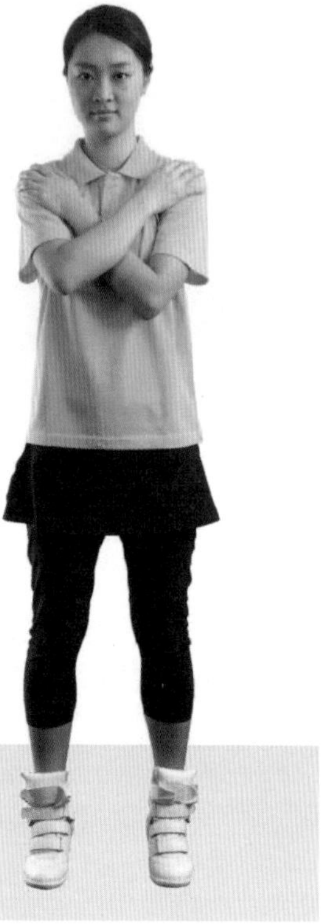

2

当吸气尽时，两臂交叉抱在胸前，感受腹部胀起，开始用口呼气。

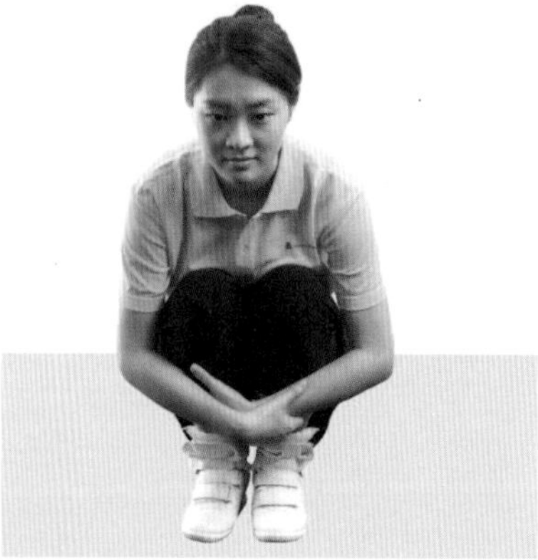

3

紧接收腰、身体前倾、下蹲、抱膝，继续用口呼气至尽，感受腹部收紧。

4

恢复至预备姿势，重复10次。

5

坐位，取箕坐姿势，用两手将所伸两脚底用力板下，低头如作礼拜状，恢复箕坐姿，收手握拳，重复 12 次。

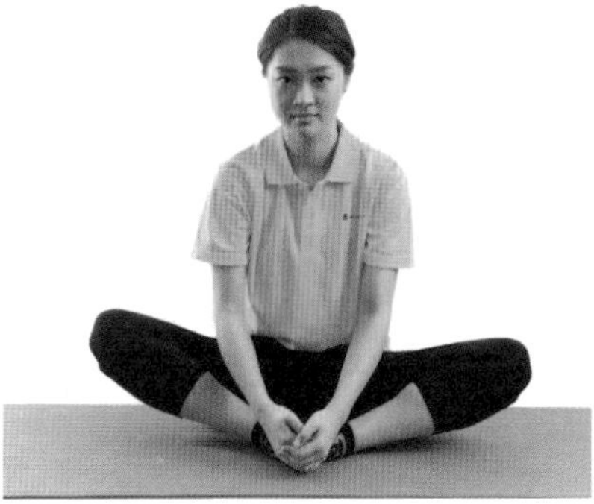

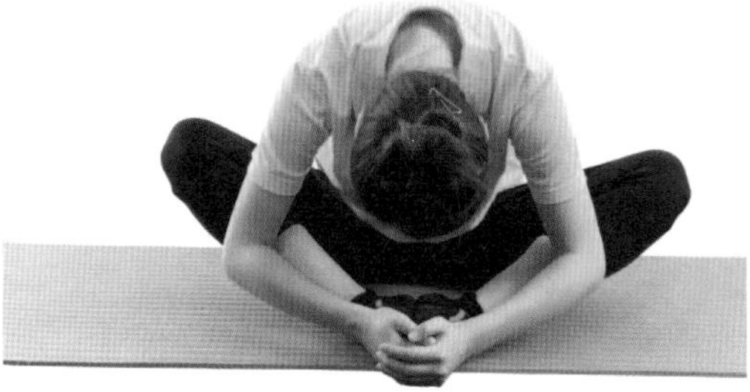

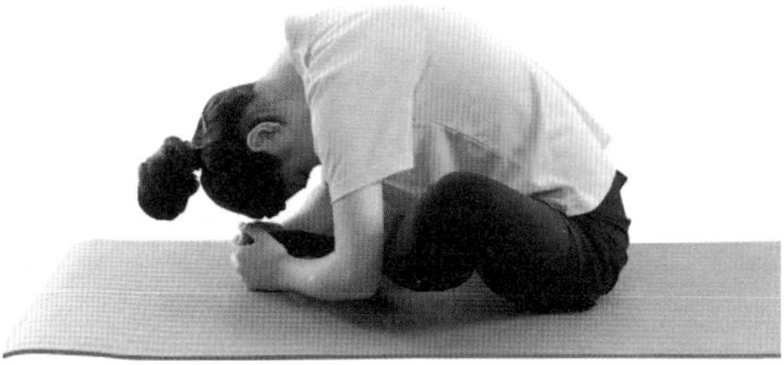

6

肝炎穴位按摩——按足三里、涌泉、三阴交、阳陵泉，每穴位按 100 下。

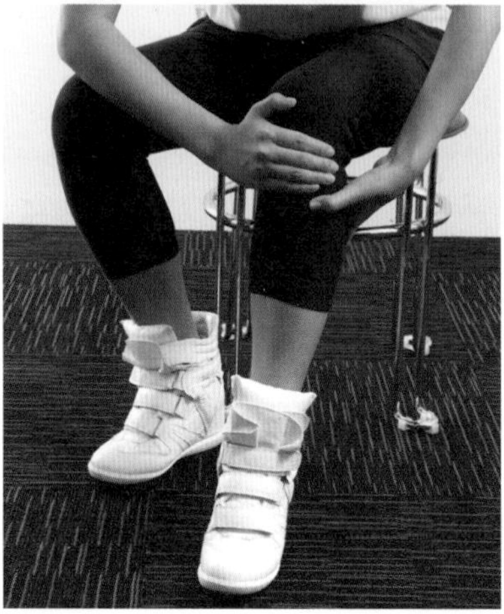

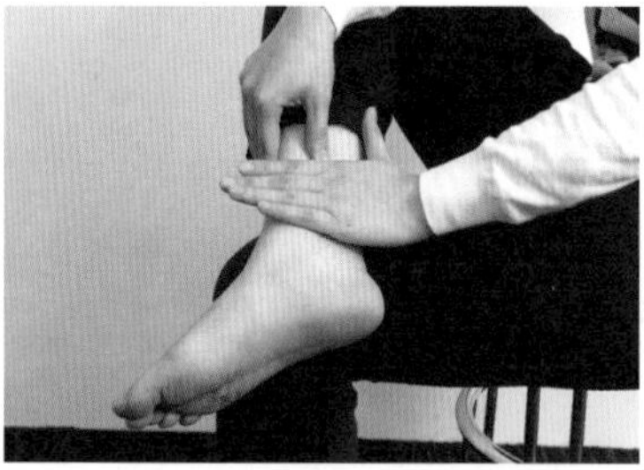

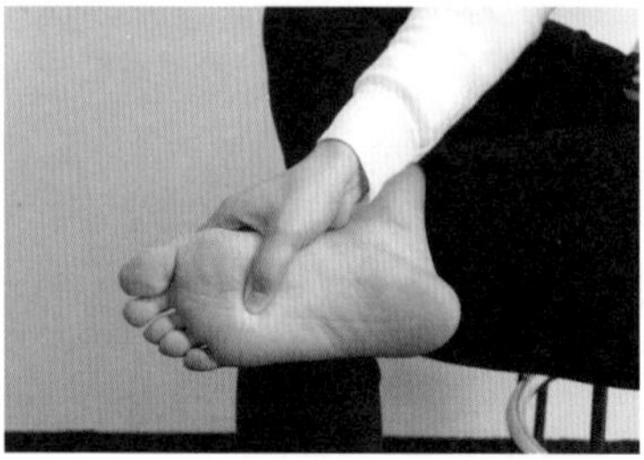

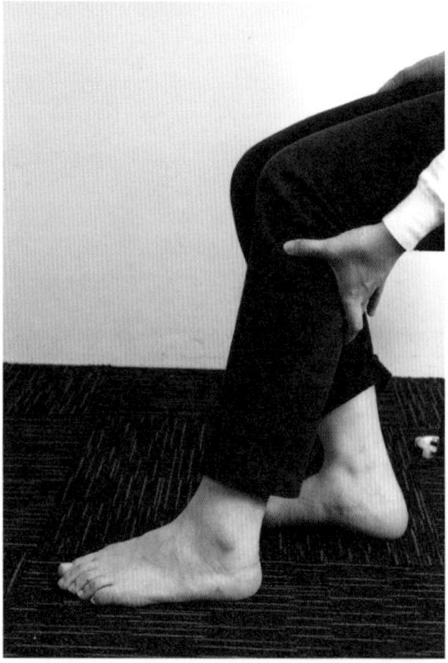

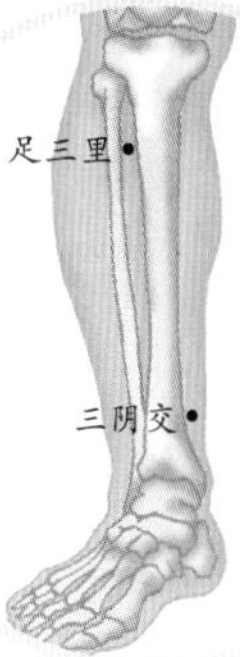

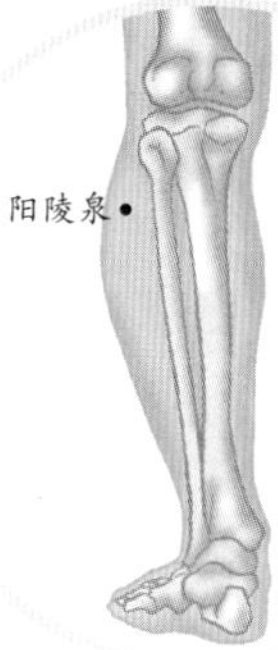

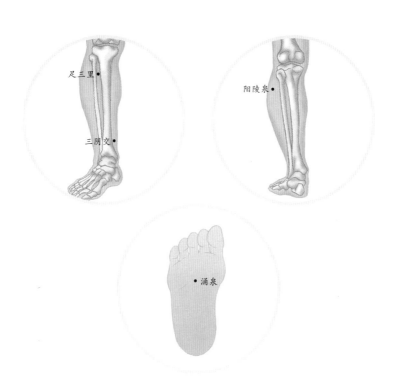

穴位	经属	定位
足三里	足阳明胃经	自髌骨下缘髌韧带外侧凹陷处(即犊鼻)下3寸，胫骨前脊外一横指处
涌泉	足少阴肾经	在足底部，蜷足时足前部凹陷处，约在足底第二、三趾趾缝纹头端与足跟连线的前1/3与后2/3交点上
三阴交	足太阴脾经	小腿内侧，足内踝尖上3寸，胫骨(小腿前方的长骨)内侧缘后方
阳陵泉	足少阳胆经	小腿外侧部，腓骨头前下方凹陷处

肝病患者运动保健要点

除慢性肝炎或肝炎带菌外，脂肪肝亦是常见肝病。脂肪肝是指肝脏脂肪过多，是可以治愈的问题。一般脂肪肝患者都有肥胖问题，只要消脂减肥，不少脂肪肝都可治愈。患者运动时应以锻炼全身体力和耐力为目标。

肝炎居家护理

1. 生活作息规律，正常饮食。
2. 不要乱吃药。
3. 不要吸烟喝酒。
4. 定时适量运动，肥胖者减重。
5. 定期验血监测肝脏功能。

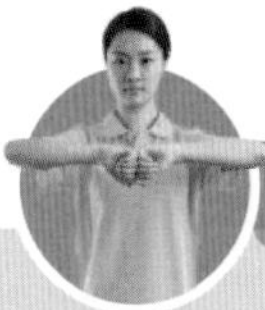

运动 Tips

诀窍

双臂外展时用鼻吸气，蹲下抱膝时用口呼气，呼吸要求平稳、缓慢。

说明

完成整套运动，需时 30 分钟。坐位与站立位结合，需要一张坐垫。

功效及适用人群

强化胸腹肌肉群，增强体力，疏肝利胆。

适用于：慢性肝炎带菌者，脂肪肝患者，腹部肥胖者及经常应酬、大量饮酒、嗜食肥腻者。

慢性胃炎

胃胀、嗳气、食欲减低是常见胃病表现，却常被忽略，直至胃痛出现才受重视。都市人外出用餐次数多，口味浓重，又经常进食油腻生冷食物，加上压力沉重，不利胃部健康。

成因

- 长期食用对胃黏膜有刺激作用的食物，如烈性酒、浓茶、浓咖啡，以及食用过烫或过冷的食物。
- 服用部分药物，例如：止痛消炎药阿斯匹林，对胃黏膜有刺激性。
- 胃和肠接合处的幽门括约肌功能失调，肠液及胆汁经常反流入胃内而刺激胃黏膜。

常见症状

慢性胃炎症状不大明显，大多数患者平日毫无症状。患者常有饭后胃脘饱胀、不适或疼痛，或会有返酸水（口中泛酸）、嗳气、恶心以及食欲不振等。如发展为慢性萎缩性胃炎，还可能会有贫血、腹泻、消瘦等。

▲ 建议运动项目：健胃操

健胃操

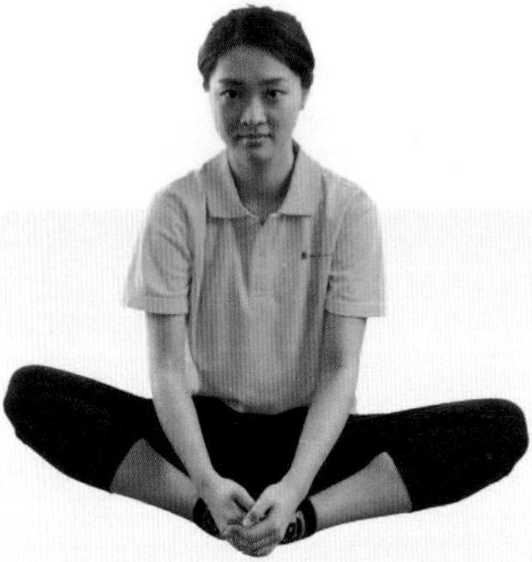

预备姿势

盘坐姿势，呼吸均匀，肌肉放松。

1

以舌头搅口齿并左右颊，搅 36 次，待津液（口水）满口腔时，用津液漱口 36 次。分三次咽下。

2

改为站立位，双脚打开两倍肩宽，脚尖朝前，微蹲马步。

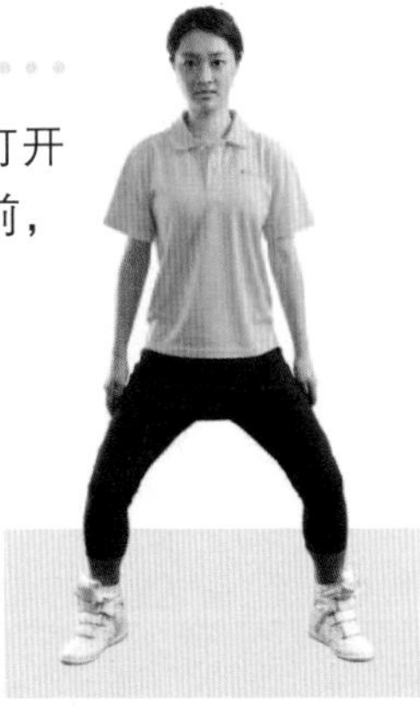

3

上半身保持挺直，弯膝蹲更深的马步，注意膝盖不超过脚尖。

4

伸直膝部，还原微曲站位，下蹲时呼气，伸膝时吸气，重复 30 次。

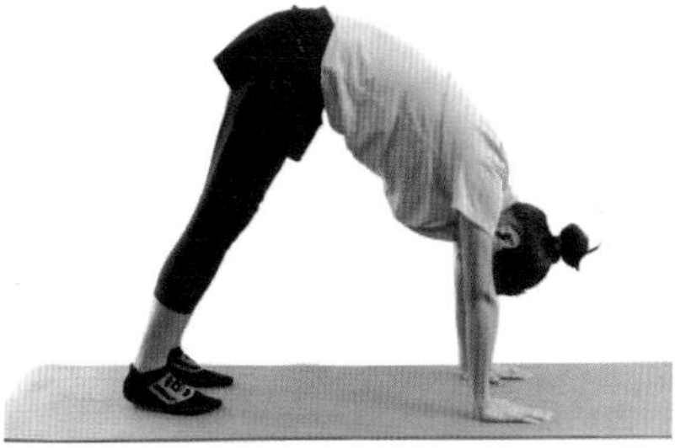

5

四肢踞地，身体向前向后振荡 3 次。

6

加大手脚之间距离，腰向前伸，翘首昂视。

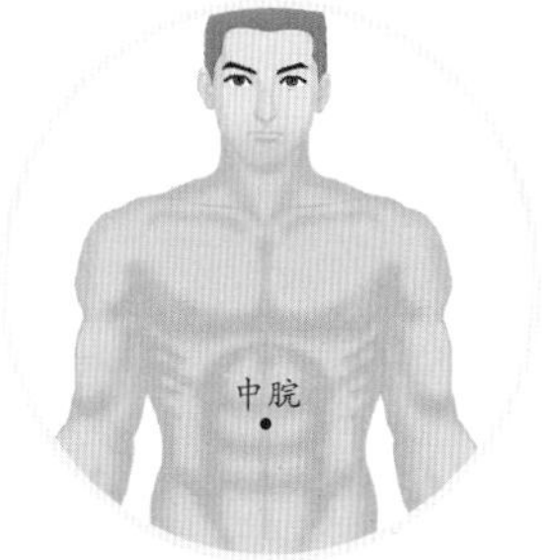

7

身躯向后退缩还原，重复 10 次。

穴位	经属	定位
中脘	任脉	上腹部，在前正中线，肚脐直上4寸

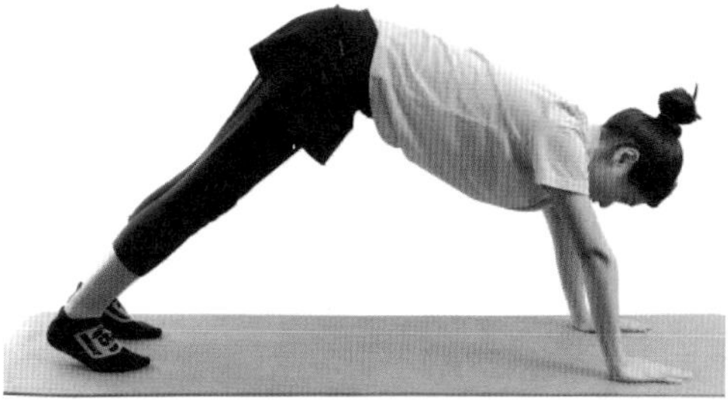

8

恢复站立位，以脘腹中脘穴为核心，作环行轻揉按摩，每次 5 分钟。

慢性胃炎居家护理

1. 食用质地较柔和、易消化的食物。
2. 少食用或尽量不食用对胃有刺激性的食物。
3. 戒烟酒，禁暴饮暴食。
4. 少吃盐腌食品，不吃霉变、辛辣、煎炸、香燥、硬固、热烫、寒凉食物。
5. 多吃新鲜蔬菜、水果。

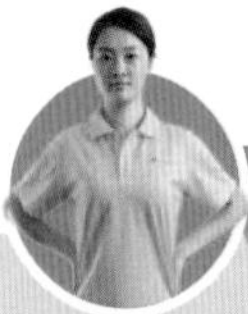

运动 Tips

诀窍

进行步骤 1 时，先搅上而后搅下，先左而后右，要求上下左右动作连贯。吞津液时要汩汩有声，但避免用力过猛而呛到。

说明

完成整套运动，需时 30 分钟。站立位，需一张坐垫。

功效及适用人群

可缓解口咽干燥，补虚强身，减少胃胀痛及改善消化不良。

适用于：慢性胃炎及胃溃疡者，易有消化不良，面黄肌瘦者。

腹泻

腹泻时间少于两周为急性腹泻，2 ~ 4 周为持续性腹泻，腹泻 4 周以上则为慢性腹泻或长期腹泻。

成 因

- 急性腹泻多由病菌或病毒感染引致。通常是通过受病菌、病毒污染的手，或进食受污染的食物或饮品传染。食物或饮水中的毒素也会造成腹泻，这是食物中毒的原因。食物中毒者由吃入不洁食物到症状发生，只有几个小时左右；如受病菌或病毒感染则有数天以上潜伏期。
- 部分药物会刺激肠道蠕动而产生腹泻，中国人或因缺乏分解乳糖的酶，喝了牛奶或乳制品也常会腹泻。
- 慢性腹泻最普遍的原因为肠易激综合征。其症状包括：腹痛、腹泻、便秘、胀气、解便不完全的感觉。致病原因不详，有些轻中度病患由于症状轻微，经年腹泻者亦有。

常见症状

正常人排便可 1 天 3 次至每周 3 次。当排便次数比平常显著增加，且粪便成液体状时就是腹泻。部分人肠胃功能较弱，稍食油腻生冷或辛辣食物亦会造成偶发性腹泻。

▲ 建议运动项目：健肠操

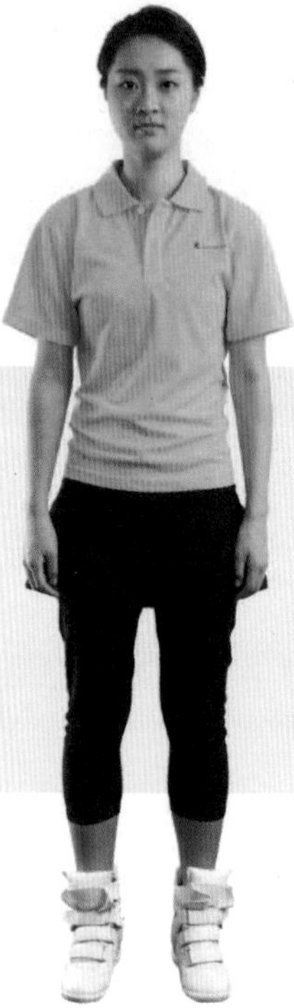

健肠操

预备姿势

站立位，两脚分开，距离与肩齐宽，两臂放松自然垂下。

1

屈膝提起右脚，左脚站立。左脚向下用力；右脚向上用力，两臂向外侧用力伸展。维持用力 10 秒。

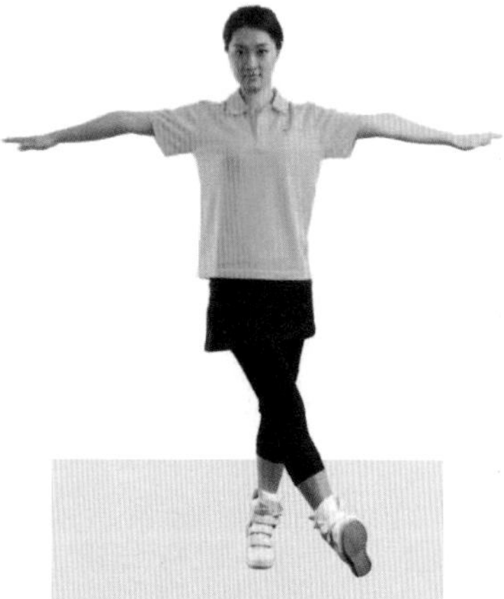

2

恢复预备姿势，改以左脚抬起，右脚站立，左右各重复 15 次。

3

双脚打开两倍肩宽，脚尖朝前，双手扶膝，微蹲马步。

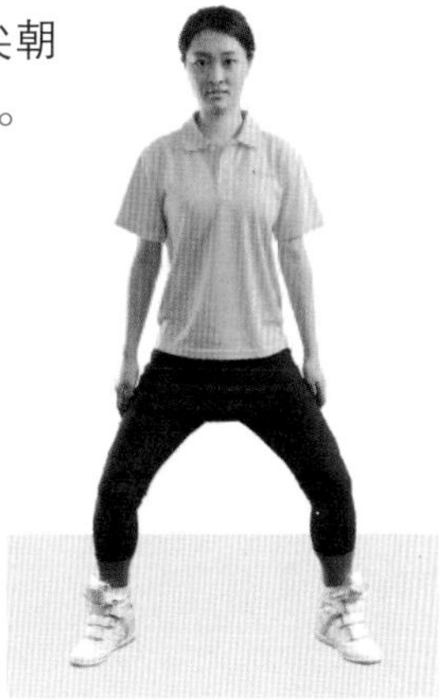

4

身体上下起伏，上半身保持挺直，弯膝蹲更深的马步，注意膝盖不超过脚尖。

5

保持半蹲姿势，腹式呼吸法，感到腹部收缩与膨胀，维持5分钟。

6

伸直膝头，双臂前后摆动，或两臂前后交叉摆动两分钟。

7

用食指和中指的指端，慢慢深压住肚脐左右两边的天枢穴（脐旁2寸处），约按压两分钟后，再慢慢抬起按压的手指。

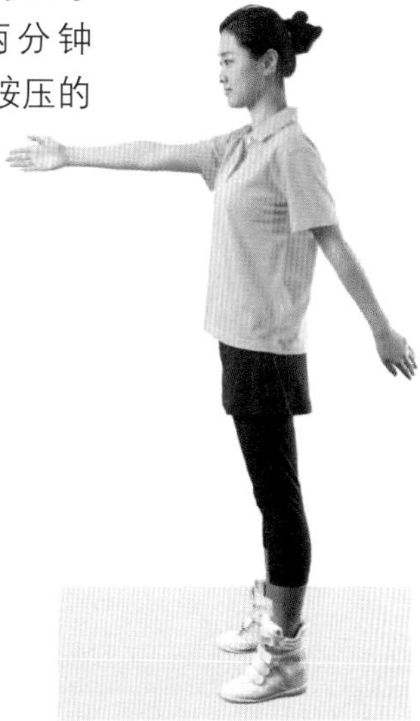

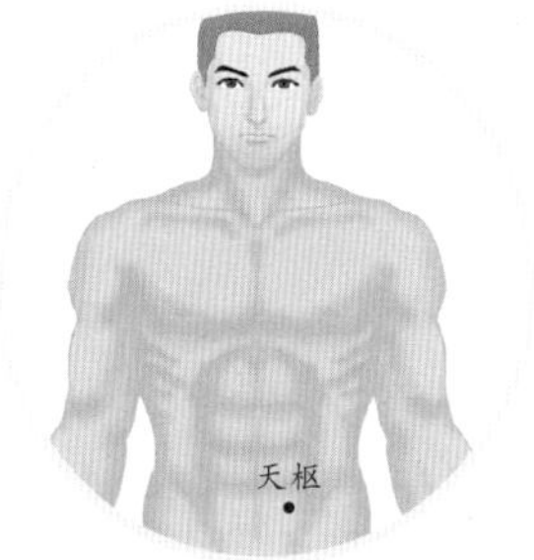

穴位	经属	定位
天枢	足阳明胃经	腹中部，脐中旁开2寸

腹泻居家护理

1. 应注意饮食洁净卫生，少吃生冷、不易消化的食物。
2. 不要过度饮酒，避免食用过度油腻、辛辣等刺激性食物，以保护肠胃。
3. 保持心情愉快，避免过度烦恼。
4. 秋冬避免腹部着凉，以减少腹泻发作的机会。
5. 补充电解质液，市售运动饮料用水稀释，比例为 1 ∶ 1，一次两三口慢慢啜饮，一天补充 500~1000 毫升。

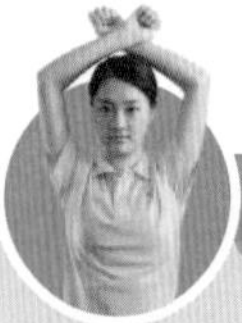

运动 Tips

诀窍

1. 双臂伸展，单腿上抬时要求呼气，恢复至预备姿势时吸气。
2. 下蹲时不要求蹲至指定位置，膝盖不宜超过脚尖。

说明

完成整套运动，需时 30 分钟。站立位，无须任何工具。

功效及适用人群

改善脘腹冷痛，提振脾胃阳气，一般按压一次可以缓解腹泻，使大便成形。

适用于：慢性泄泻及稍食油腻生冷即腹胀、腹泻者。

便秘

人体通过排出大便来带走废物，排便次数减少代表大便留在体内的时间延长，长期便秘会增加患上痔疮、大肠癌的机会，保持大便通畅非常重要。有便秘问题困扰者切忌依赖“泻药”，应从改善生活习惯入手，多食用新鲜蔬果，饮用足够水分，适量运动，保持心情舒畅才能改善肠道健康。

成因

- 长期坐着工作、生活习惯不规律、缺乏运动、饮食过于精致、饮食中缺乏膳食纤维都会降低肠道蠕动速度，引起便秘。

常见症状

习惯性便秘，指经常出现每星期大便次数少于两次，或排便困难，或大便质地干硬。偶然因外出旅游或情绪紧张，导致大便困难者属正常生理状态，无须担心。

▲ 建议运动项目：便秘操

便秘操

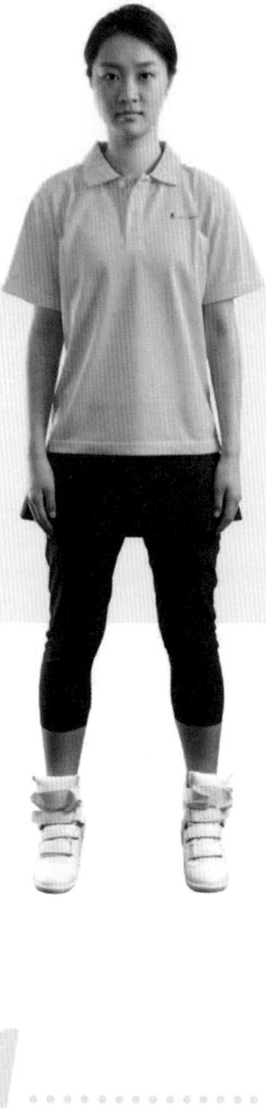

预备姿势

站立位，两脚分开，距离与肩齐宽，两臂放松垂下。

1

左手摸到颈后，右手拍打后腰（最好用手心）。右膝尽量向左上方抬高，头转向左边。

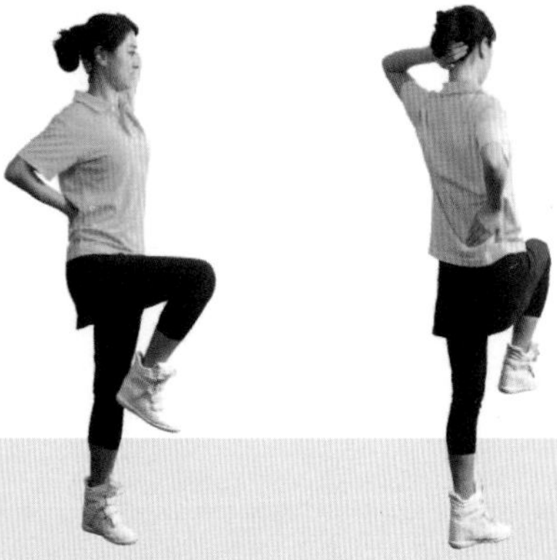

2

身体保持挺直，恢复预备姿势，换边再做，左右各重复 15 次。

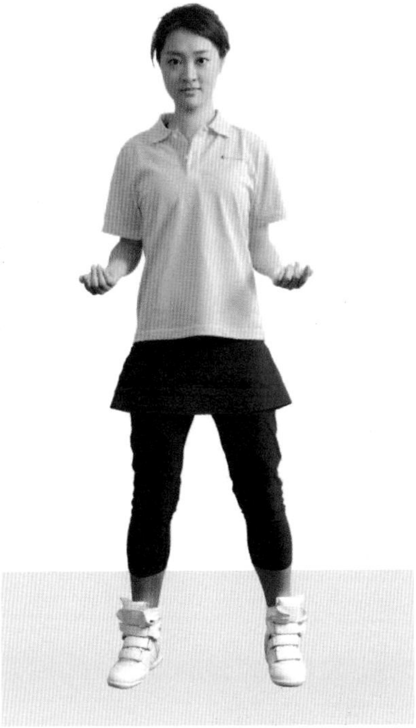

3

半蹲马步，双手握空拳，双肩双肘弯曲 90 度分置身旁，拳心朝上。

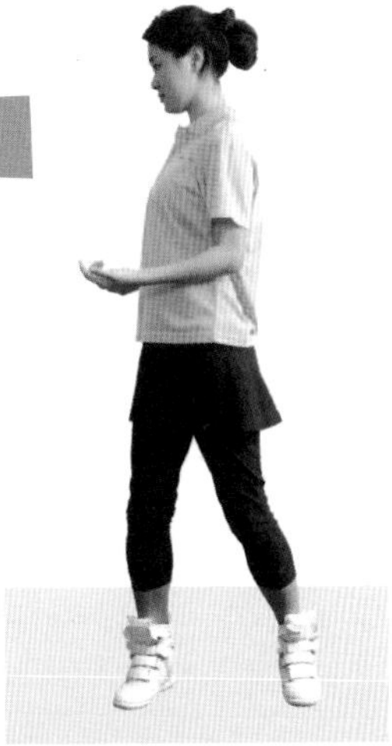

4

保持上半身姿势，向左转动腰腹部，还原，向右转动腰腹部。重复约20次。

5

仰卧位，双脚弯起，双手抱膝，分别向外张开双腿。弯起腰臀部，让屁股肛门朝天。

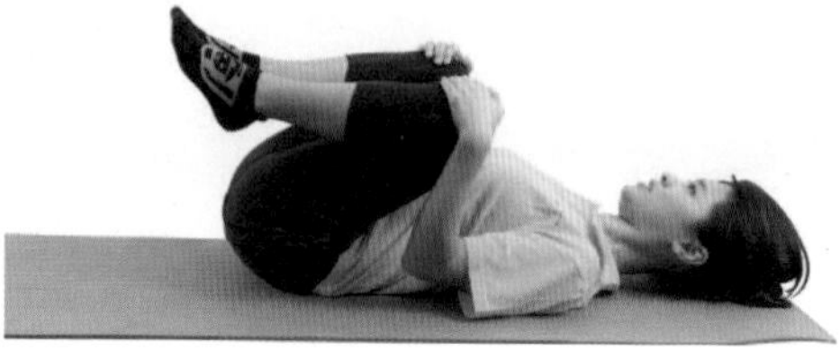

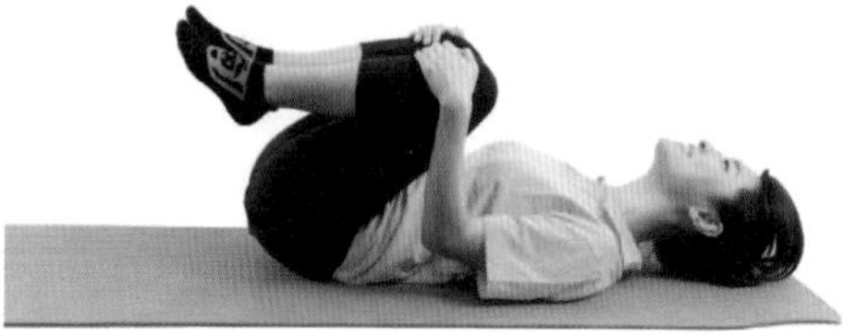

6

仰卧位，两腿同时屈膝提起，使大腿贴腹，然后还原，重复 10 次。

7

两腿同时举起（保持膝部伸直），然后缓缓放下，重复 10 次。

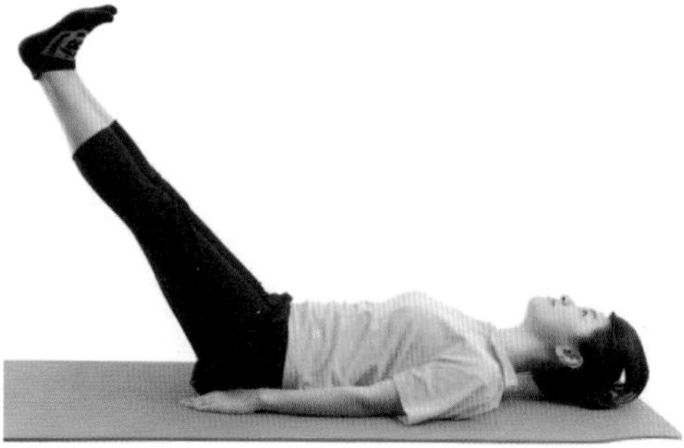

8

踏自行车，仰卧位，轮流屈伸两腿，模仿踏单车运动，运作宜快不宜慢，屈伸范围愈大愈佳，约做 1 分钟。

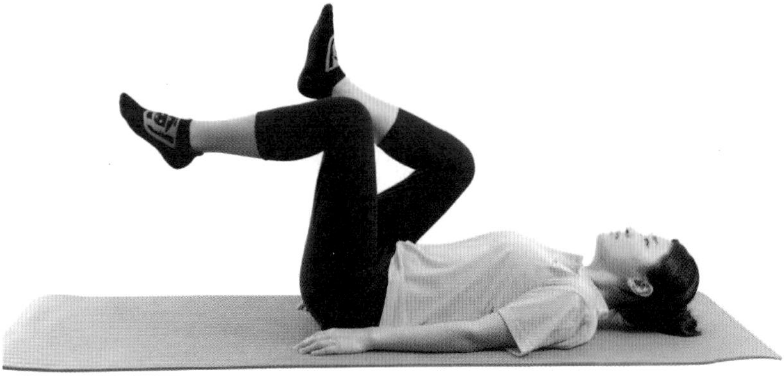

9

仰卧，双腿弯起来，腹肌放松，将一手掌放在肚脐正上方，用拇指以外的四指指腹，从右到左沿结肠走向按摩。

10

当按摩至左下腹时，应适当加强指的压力，以不感疼痛为度，按压时呼气，放松时吸气，按摩 5 分钟。

便秘居家护理

1. 建立定时上洗手间的习惯，养成定时排便意识。
2. 多食用蔬菜及水果，增加膳食纤维摄取量。
3. 适量运动及按摩均有助加快肠道蠕动。
4. 保持心情舒畅。
5. 切忌滥用大黄、番泻叶之类通便剂，以免造成依赖。

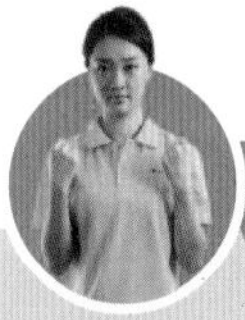

运动 Tips

诀窍

1. 进行步骤 4 时，腰每秒转动一次，嘴巴张开放松，让肺部空气自然进出。
2. 抬臀及伸腿时呼气，复原至预备姿势时吸气。
3. 按压时呼气，放松时吸气。

说明

完成整套运动，需时 30 分钟。仰卧位，可于早晚间床上进行。

功效及适用人群

促进肠道蠕动，改善便秘。

适用于：大便硬、排便难、每星期排便 3 次或以下，大便干结者。

Part 5

肌肉骨骼关节系统

肌肉、骨骼及关节三者是支撑人体，使人体可以活动的系统。步行、说话，甚至呼吸都有赖三者的协调。长期而合理的体育锻炼，可使骨骼变得更加粗壮和坚固，增强肌肉的力量，使肌腱和韧带变粗，令关节软骨增厚，大大提高关节的稳固性，使人保持良好的活动能力。

一旦姿势错误，用力过度，或长期缺乏锻炼，都会使骨骼、关节及肌肉劳损，继而出现局部疼痛、僵硬，甚至导致关节肿大和变形；活动关节时，可听到不正常的磨擦声响。

合适的运动可以帮助复原及保持人体的活动能力，但必需注意姿势，量力而为。

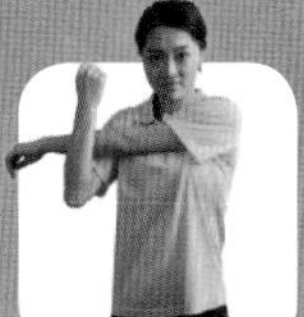
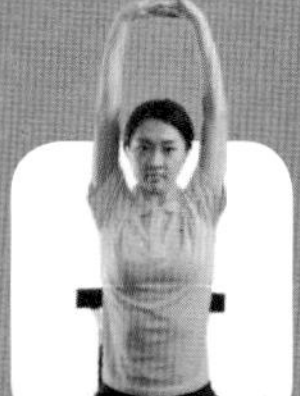
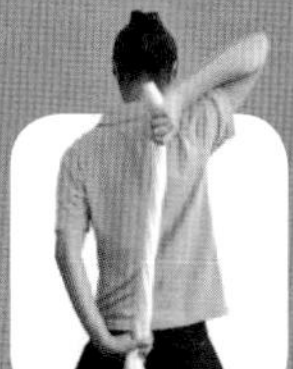

颈痛

颈痛是都市人常见毛病，偶然因长时间低头或睡觉时承托不良者，只需轻轻按摩及外涂药油或贴膏药即可缓解。部分人长时间出现颈痛，多与颈椎退化及肌肉紧张，以致颈椎错位有关，以往多见于中老年人；如今电子产品流行的时代，少数青少年亦经常颈痛，因此是老少皆要注意的毛病。

成因

- 经常低头使用手机，或对着计算机时头部往前倾，头部重心向前移，令颈椎承受额外的压力，令肌肉筋膜的负荷增加，加上情绪紧张，导致颈椎错位出现“肩颈痛”。
- 年纪渐长，颈椎关节退化，加上日常劳损，例如：坐立姿势不正确，以及睡觉时颈部没有适当的承托等，令骨骼、关节及肌肉过度疲劳而产生痛楚。
- 此外还有意外创伤，如车祸时遇到冲力，头部向前冲而引致骨裂或骨折；跳劲舞时低头旋颈动作，令颈椎受创。
- 肿瘤、强直性关节炎或感染性脊椎等疾病，也会导致颈痛。

常见症状

1. 常从肩膀隐隐作痛开始，然后颈部开始疼痛。
2. 部分患者同时感到头痛、手臂绷紧、手指发麻。
3. 部分患者神经根受压，出现手麻痹和软弱无力，甚至会感到眩晕、对光敏感或耳鸣等。

▲ 建议运动项目：活颈操

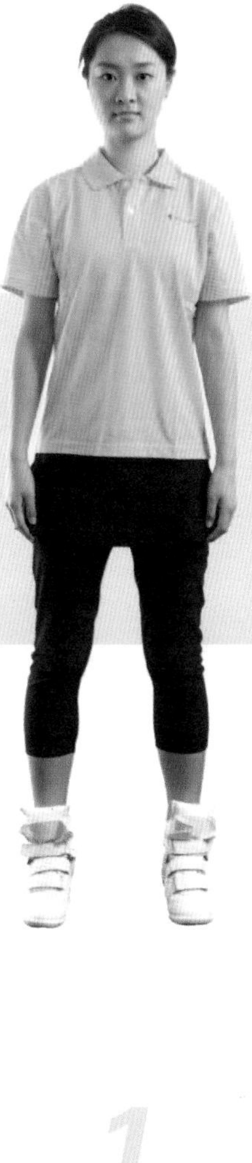

活颈操

预备姿势

站位，要求全身肌肉放松，呼吸均匀。

1

用手指压住紧绷（酸痛）位置，头往对侧做弯屈动作，直至觉得微酸再复原，重复按压及屈颈 10 次。

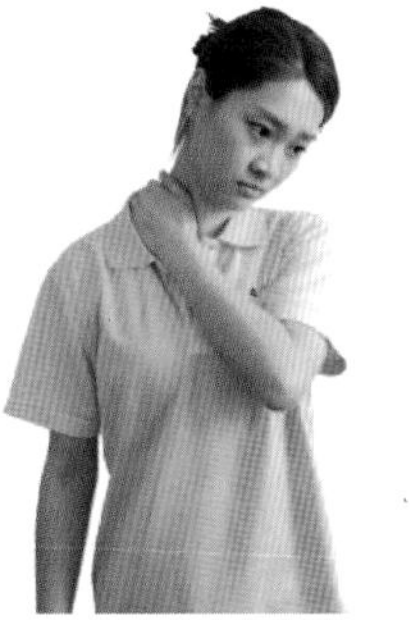

2

头往左侧弯，头先动，颈椎再一节一节弯屈至紧绷位置。用左手压耳朵上方以增大角度，保持顺畅的呼吸。

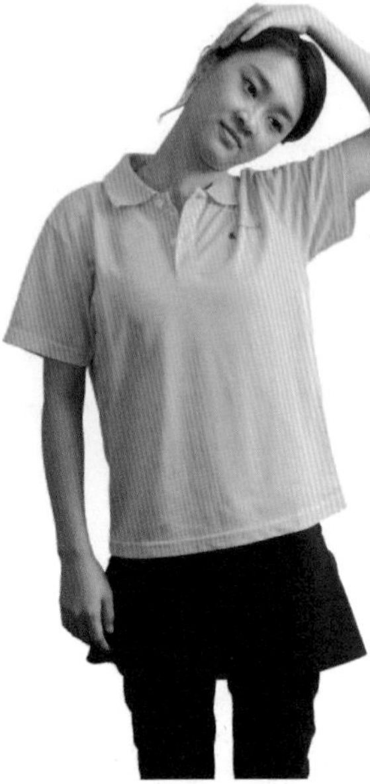

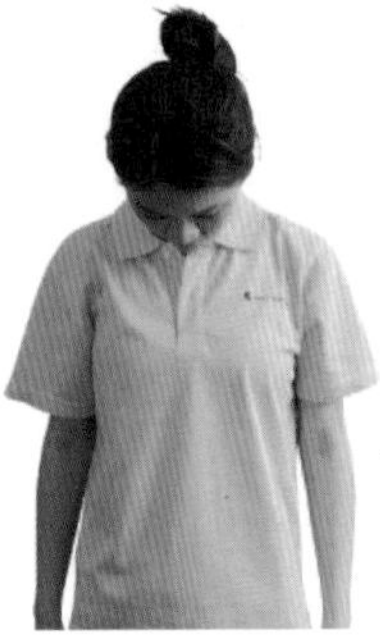

3

低头至眼睛望胸部，颈椎再一节一节弯屈至紧绷位置。

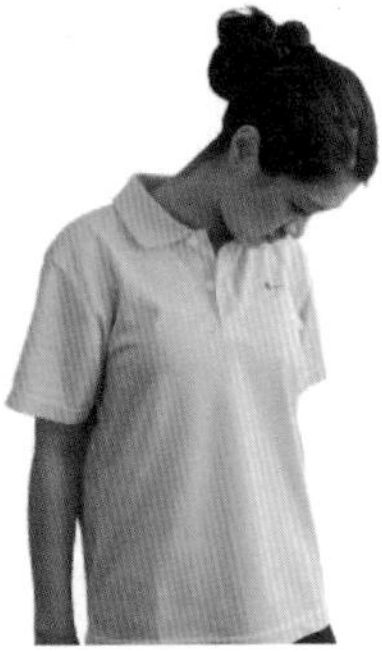

4

头先往左前方倾斜 45 度，到 9 点钟方向。

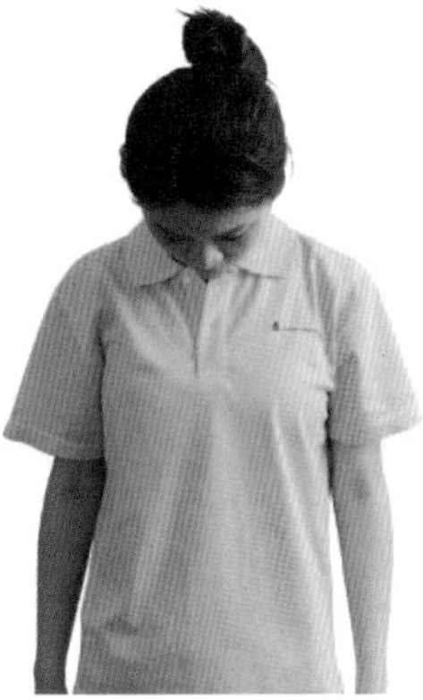

5

头转为 90 度往前倾，把下巴压低碰到胸前。

6

然后左前方倾斜 45 度，抬头平视前方。

7

左手扶着头颈交接处，颈慢慢缓和用力向后推与手对抗，放松颈部，重复 5 次。

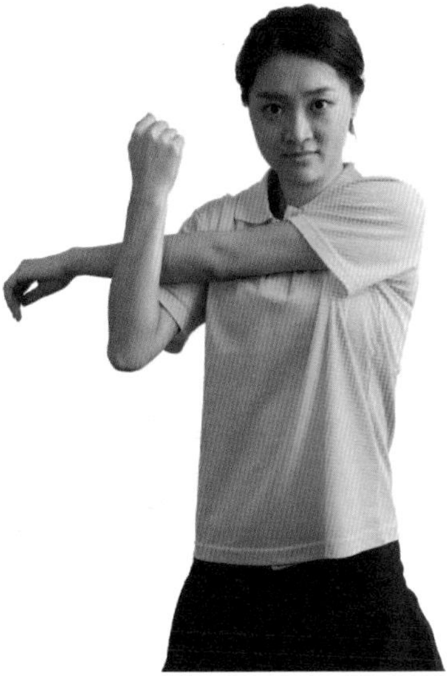

8

左手伸直往前，右手勾住手肘，往右胸压挤。左手肘弯屈，右手再往内压至紧绷处。

9

右手侧举靠近头部，左手扶住手肘协助弯屈，逐渐增加侧倾角度。

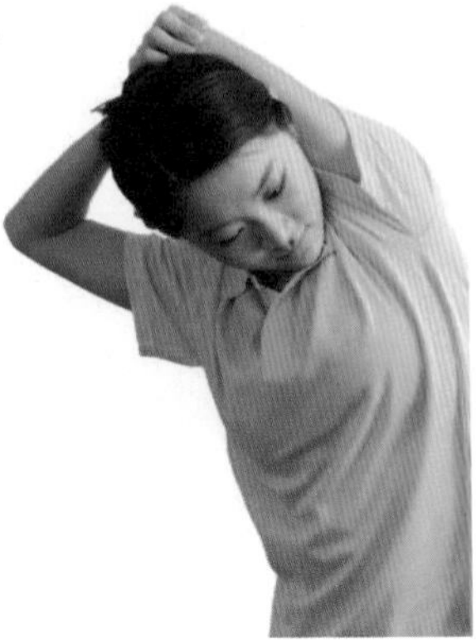

10

双肩依次向后、向下、向前、向上旋转，重复10次。尽量做到最大角度。反向动作：双肩依次向前、向上、向后、向下旋转，重复10次。尽量做到最大角度。

11

保持端坐，或改盘坐姿势，依次先低头，弯颈，上半身向前倾，腰向前弯，直至感到背部拉紧，深深呼吸。

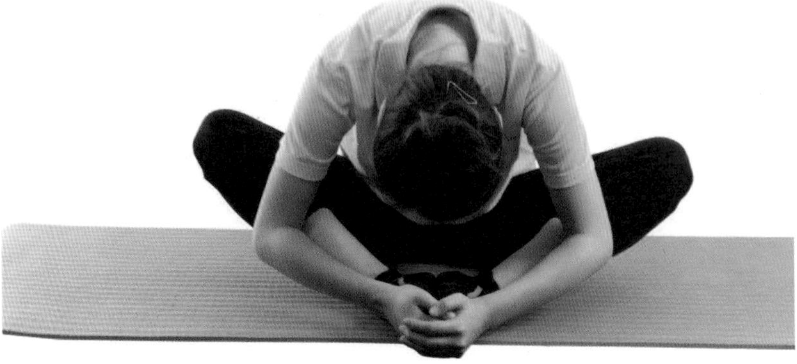

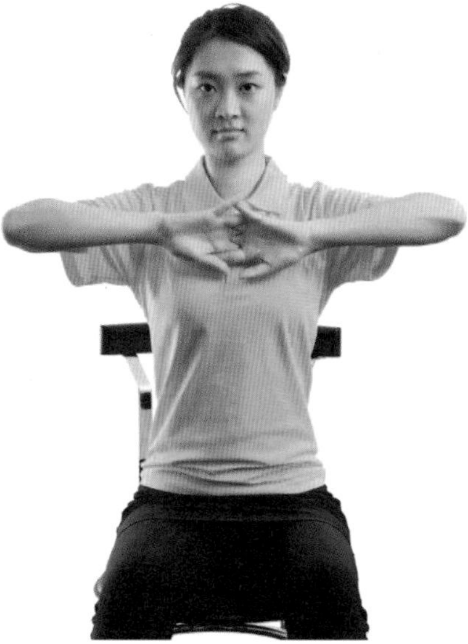

12

十指交叉、双手互握、手心朝前，吸气将双手往前推。深吸气并且双手举高。呼气双手和缓放下。

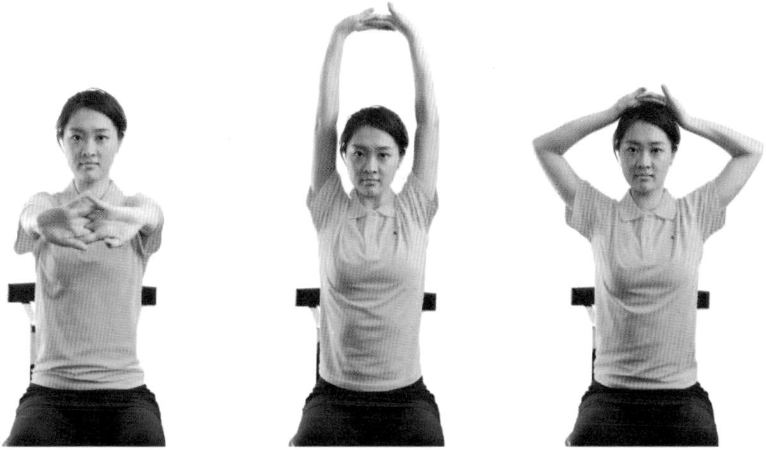

颈痛居家护理

1. 选择高度适中、稳固及能支撑背部的椅子。
2. 书桌或工作桌的高度要适中，使颈部不必前倾。
3. 不要坐在椅上打盹儿，感到疲倦便应在床上休息。
4. 不要长时间低头工作，如长期阅读、使用电子产品、编织等。在疲劳或痛楚出现之前，应定时转换姿势。
5. 避免突然扭动颈部。
6. 站立时，头部要保持水平位置，下腭向内收入，使颈部稳定及肌肉松弛。
7. 避免过高的枕头，并要配合颈的弧度。
8. 不要长时间俯睡或半俯睡，以免颈骨及颈部肌肉整晚扭向一边，造成压力。
9. 不要躺在床上阅读。

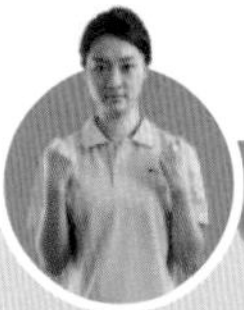

运动 Tips

诀窍

1. 按压疼痛点时需忍受痛楚，稍为用力。
2. 活动颈部时，要求前后左右摆动而非旋转颈部。

说明

完成整套运动，需时 30 分钟。坐位，需一张座椅。按压疼痛点时需忍受痛楚，稍为用力。

功效及适用人群

改善头颈血液循环，缓解肌肉紧张，消除疼痛。

适用于：颈肩痛、颈椎病患者；经常使用计算机、手机及其他电子产品者；经常低头工作人士。

肩周炎

肩周炎是指肩关节周围软组织发炎，导致肩部疼痛和肩臂活动困难。由于好发于 50 岁左右中年人士，又称五十肩；因关节凝结，又称冻凝肩。

成因

- 成因尚未完全明确，一般认为后天扭伤肩关节旋转肌、患糖尿病、肩部缺乏运动等都会提高患病风险，且以女性患者较多。

常见症状

1. 疼痛及活动障碍为肩周炎主要症状。患者会经历渐进凝固、冰封、解冻周期。初时患者会感到肩部疼痛，疼痛在晚间加重，但手臂活动度受影响较少；往后疼痛加剧，肩关节逐渐僵硬，活动范围开始受限，手臂外旋动作（例如梳头）受限明显。严重时会影响日常生活，穿衣服、梳头、洗背、女士扣胸围背带都感到困难。最后是解冻期，肩痛楚减轻，关节放松，手臂活动亦慢慢恢复。这周期延续多久因人而异，一般约需两年时间才完结。
2. 当一侧肩周炎恢复后，另一侧又出现肩周炎，加上部分人没法复原至发病前，令患者困扰不已。

▲ 建议运动项目：肩周操

肩周操

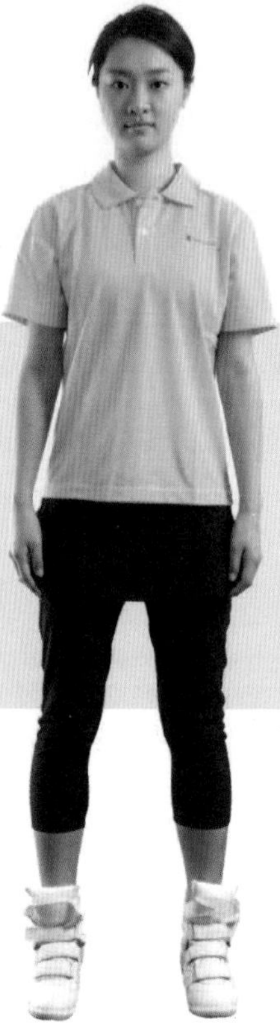

预备姿势

站立位，两脚分开，距离与肩齐宽，两臂放松垂下。

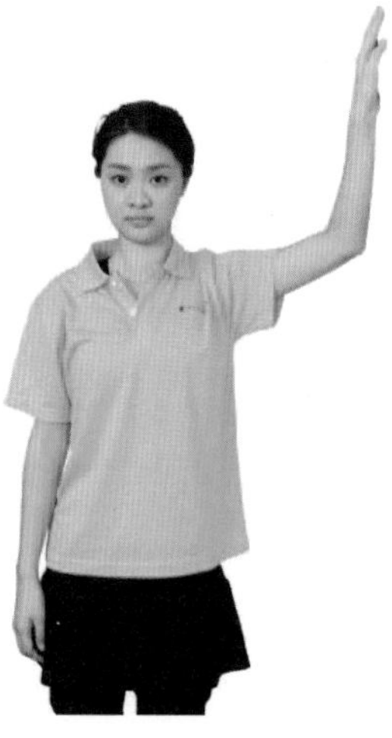

1

手掌心贴在墙壁，手指慢慢向上延伸，如爬楼梯状。

2

手指向上爬至无法再伸延极限时，身体要倾斜向墙壁，整只手臂连同腋下应紧贴墙壁。

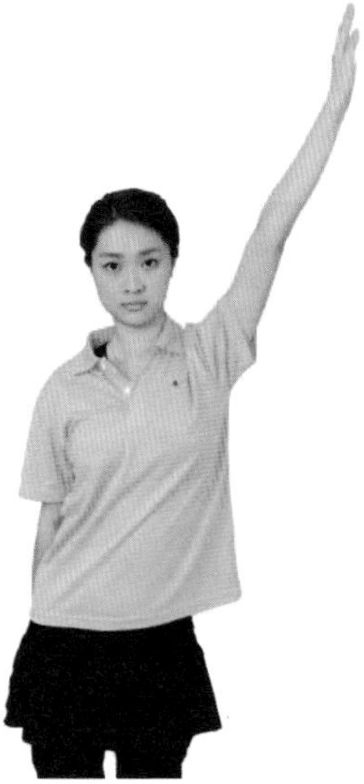

3

整个身体伸直，手掌、手臂、身体呈一直线，停留 10 秒后放松，重复 10 次。

4

痛侧手握毛巾，手放背部下方，健侧手放背部，握毛巾另一端。

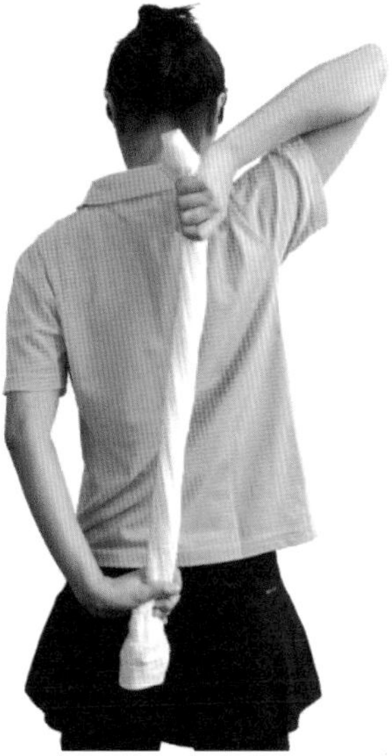

5

在背部上方把毛巾向上拉至痛点，停留 10 秒后放松，重复 10 次。

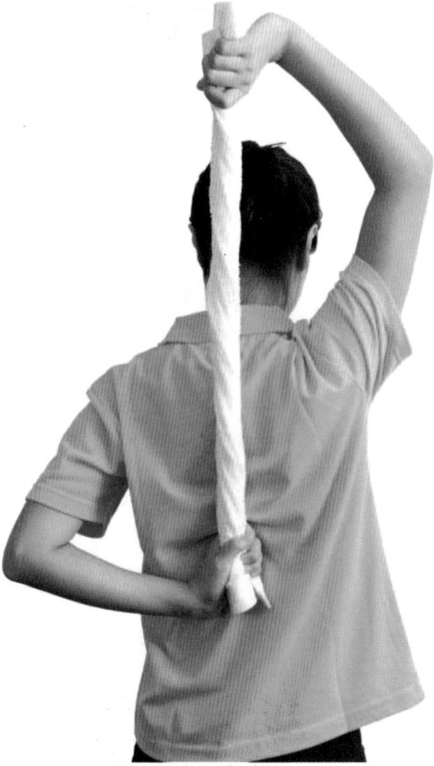

6

两手扣紧及提高，健侧带领痛侧上提至感到肩部拉紧，停留 10 秒后放松，重复 10 次。

肩周炎居家护理

1. 尽量减少用痛手提举重物，在工作或做家务时避免集中或重复使用同一肩关节，应轮流交替使用。
2. 穿衣可先穿痛手，然后才穿起好手。
3. 避免侧睡在痛手一边。
4. 注意肩颈部保暖。

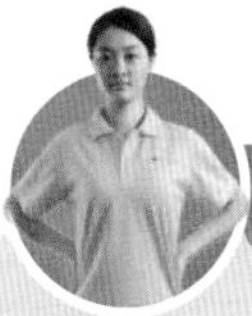

运动 Tips

诀窍

在疼痛能忍受的范围内，应反复锻炼，循序渐进，持之以恒，运动以引起轻度疼痛为度，可 1 日多次反复进行。肩旋转功能（例如梳头）恢复最迟，应特别注意锻炼。功能锻炼和推拿或理疗结合进行，可使疗效进一步提高。

说明

完成整套运动，需时 10 分钟。站立位，需要一条毛巾。

功效及适用人群

舒缓肩部筋腱紧张，增加肩关节活动度。

适用于：肩痛、肩周炎患者。

手腕痛

手腕痛泛指腕部旋转、背屈、掌屈、尺倾及桡倾等各方向活动时出现的疼痛，及触发的手腕乏力问题，或会影响到拿水杯之类重物，对日常生活造成不便。

成 因

- 颈椎劳损错位，脊骨神经受压导致手肘、手腕供血不足，骨折、急性扭伤，慢性重复性劳损，一些日常活动，例如打字、使用螺丝刀、抱孩子等，都可导致手腕痛。

常见症状

1. 腕管综合征：拇指、食指及中指有痹痛，痹痛通常发生在手腕部活动期间，有的人睡眠中会痛醒。患者伴手腕痛且无力、手指麻痹、手部活动不良等，严重者可引致手部肌肉萎缩。
2. 手腕腱鞘囊肿：腱鞘囊肿是关节囊或肌腱韧带腱鞘所长出来的水瘤，是一种无痛的肿瘤，如肿瘤压迫神经，患者会有疼痛、握力减少和感觉异常等不适。
3. 颈椎问题引起：颈椎神经线受压，痹痛从颈肩开始，一路伸延至手指。开始时接近颈部的肩膊出现痹痛，接着手臂痛，继而手腕痛，最后才是手指痛。

▲ 建议运动项目：活腕操

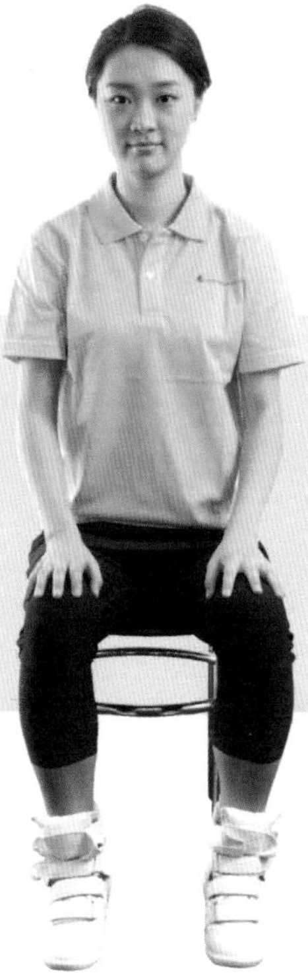

活腕操

预备姿势

坐位，双手手掌放在大腿上，两足分开与肩同宽。

1

伸直右手，手腕屈曲、手指向天，以左手辅助保持动作约 10 秒；然后手腕反方向向下，同样以左手辅助，保持动作约 10 秒。转左手做相同动作，每侧动作重复 10 次。

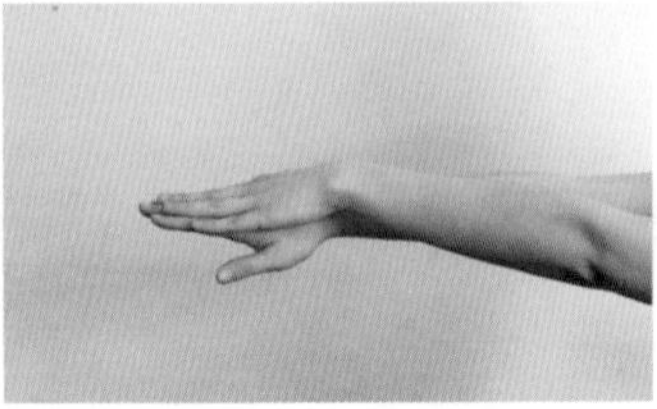

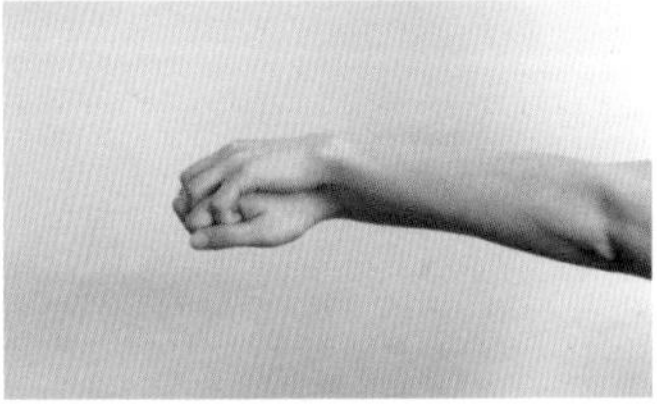

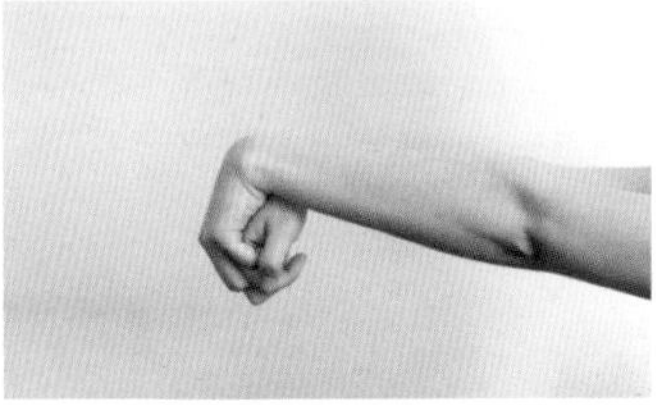

2

伸直双手，左手手指包住右手手指，成拳头状然后向下压，直至手腕前后的肌肉有拉紧的感觉，保持动作约 10 秒。转另一只手做相同动作，每侧动作重复 10 次。

3

坐在椅子上，背部紧贴椅背，双手拿毛巾。

4

左手向后扭，维持动作约 10 秒后放松，重复动作 10 次，转换另一只手，再做 10 次。

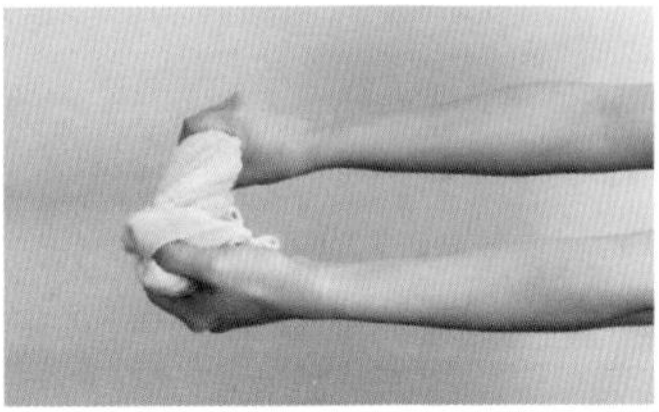

手腕痛居家护理

1. 注意使用计算机键盘及鼠标的姿势十分重要，手肘屈曲呈 80 度至 100 度角；键盘倾斜度应小于 10 度角，因为过分倾斜的键盘会令手腕过度屈曲，引致劳损；鼠标应靠近身体摆放，避免前臂过度伸展，并保持手腕平直。
2. 可交替使用冰疗及热疗的方法，以舒缓疼痛的感觉。热疗包括热敷、浸热水浴等，可加速血液循环，放松肌肉；冰敷则可减少疼痛。
3. 要避免动作的重复，或用同一伸展姿势握住东西太久，减少重复性手部动作。
4. 需要手部用力反复动作时需将速度减慢，让手腕有时间从劳动中再恢复过来。使用有效的工具可帮助减少出力。
5. 使用整个手或全部手指头去抓握东西。
6. 交替轻、重的工作，双手转换或轮流工作。

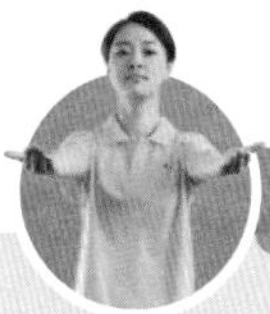

运动 Tips

诀窍

进行步骤 1 时，保持掌背伸直，先手指向上，而后腕部向外侧方向旋转，手指变成向下。

说明

完成整套运动，需时 10 分钟。坐位，需一张座椅及毛巾一条。

功效及适用人群

放松腕部筋腱，强化前臂肌肉，减少腕部受伤机会。

适用于：手腕痛患者，经常打字的文职人员，扭毛巾的主妇及清洁工，切菜及炒菜的厨师。

腰痛

大众观念中腰痛多见于中老年人，与腰椎骨骼退化及椎间盘问题有关，但其实姿势错误所致的腰痛多与肌肉绷紧有关，年轻人亦不能幸免。最常见的例子是：弯腰准备搬起重物，突然一起身，腰闪了一下，立刻痛起来；亦有长期错误坐姿导致者，如久坐办公室的人员，息工时常见腰酸背痛。

成因

- 突然猛烈地弯腰，或因拿重物闪了腰，属急性腰扭伤，一般数天后可自行痊愈。
- 重复错误坐姿，例如：经常穿高跟鞋使腰一直前倾，容易腰酸背痛。
- 骨骼退化或增生，压迫到四周神经。
- 内脏性腰痛，如肾脏病、妇产科疾病，都可能引起腰痛。

常见症状

腰部或背部下方感到酸痛或不适。腰和下背部有酸、痛、刺、麻感。有的人甚至有“间歇性跛行”，经常要走走停停，步行一段距离要稍休息才能再走。

▲ **建议运动项目：**坐位健腰操，卧位健腰操

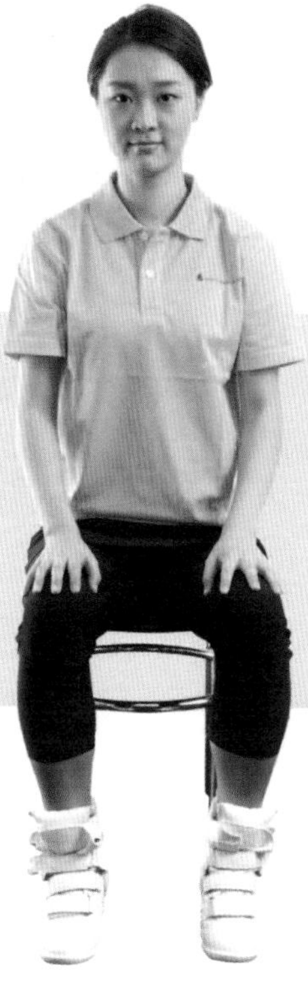

坐位健腰操

预备姿势

坐位，双手手掌放在大腿上，两足分开与肩同宽。

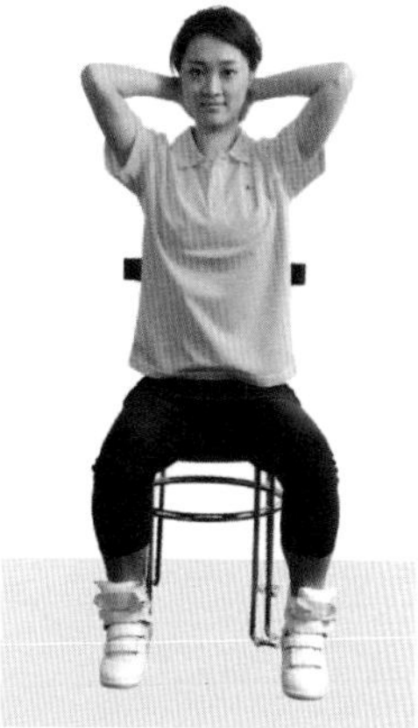

1

坐椅子前 1/3 处，双手交叉放后脑勺，双眼平视前方。

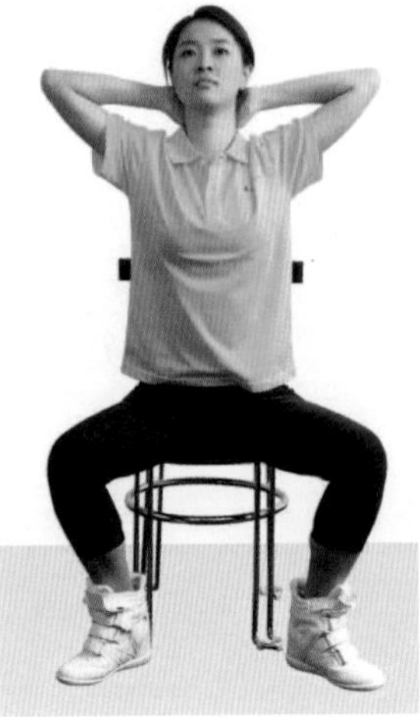

2

吸气后呼气，膝盖和脚尖往外开约 30 度，膝盖对脚趾，重心落在骨盆前方，腰椎微向前倾，手肘打开扩胸，双眼向上看。

3

吸气回到步骤 1。

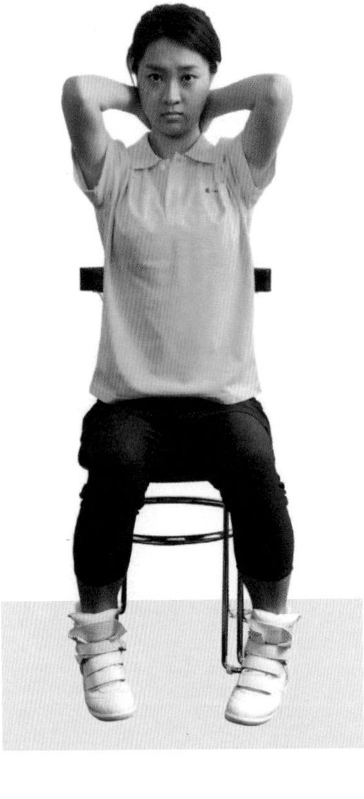

4

呼气、膝盖和脚尖往内转约 30 度，膝盖对脚趾，重心落在骨盆后方、腰椎向后推，拱背、腹部内缩，手肘往内夹，双眼看斜下方。

5

吸气回到步骤 1。

6

将步骤 1~4 重复 10 次。

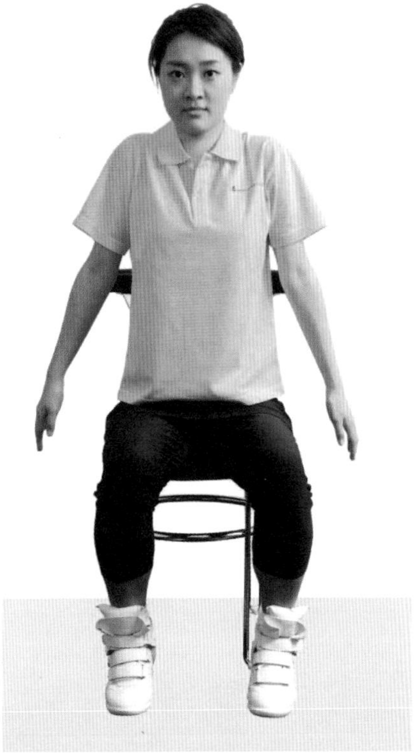

7

臀部坐椅子前 1/3 处，双脚打开与肩同宽，吸气将肩膀上提。

8

呼气、放松肩膀，双手往下沉，脚底板也往地板下压，感觉脊椎与下背部延伸，肚脐往下 3 个指腹宽处肌肉微微收缩。

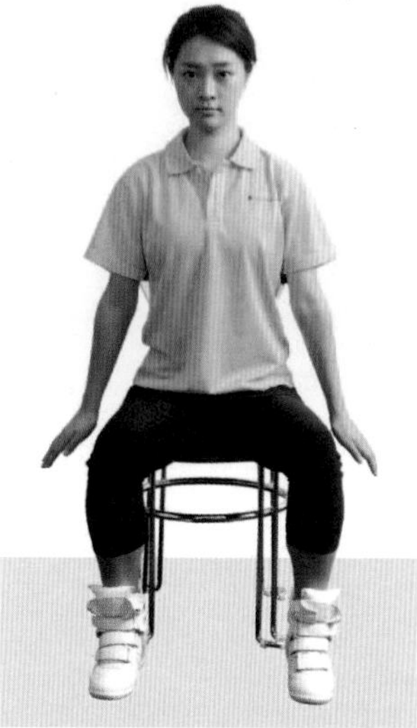

9

重复步骤 7~8。

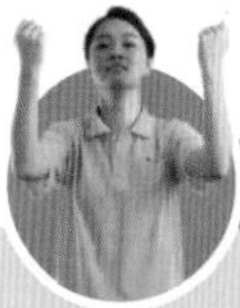

运动 Tips

诀窍

1. 动作以缓慢为宜，此过程中感受肌肉微微收缩。腰痛剧烈者暂时不做，疼痛减轻才做。
2. 进行练习时，双眼保持直视正前方。

说明

强化腰腹肌肉，缓解腰痛。

功效及适用人群

强化腰腹肌肉，缓解腰痛。

适用于：腰痛腰酸者，经常站立及弯腰人士，中老年人。

卧位健腰操

预备姿势

仰卧位，平躺瑜伽垫上，不放置枕头。

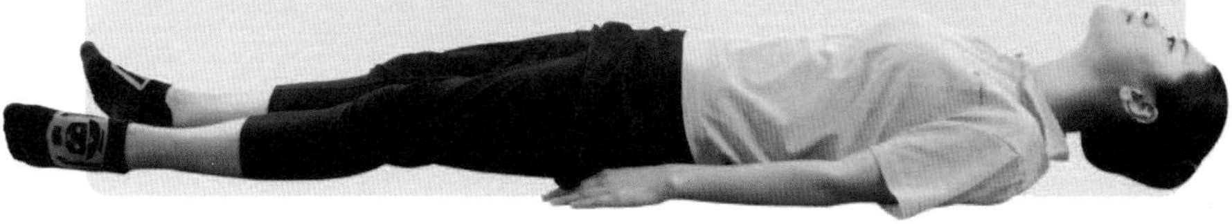

1

屈膝，双脚打开与臀同宽，双手交叉放胸口下方。

2

深深吸气后呼气，将骨盆往后倾，后腰部紧贴垫子，然后吸气放松。

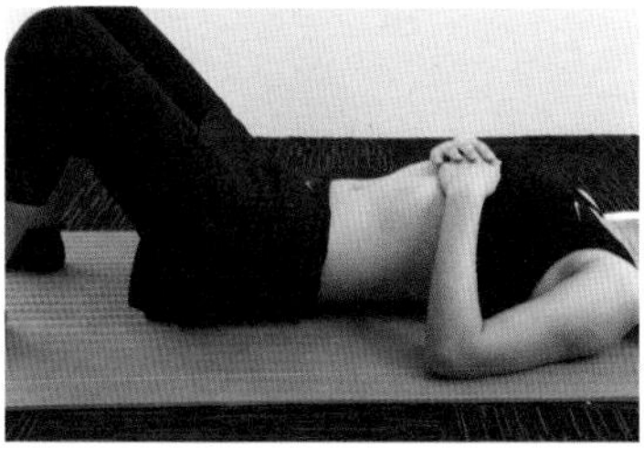

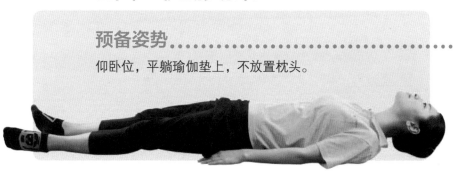

3

深深呼气，骨盆向前倾，后腰部与垫子间有空隙，再深深吸气放松。

4

将步骤 1~3 重复 10 次。

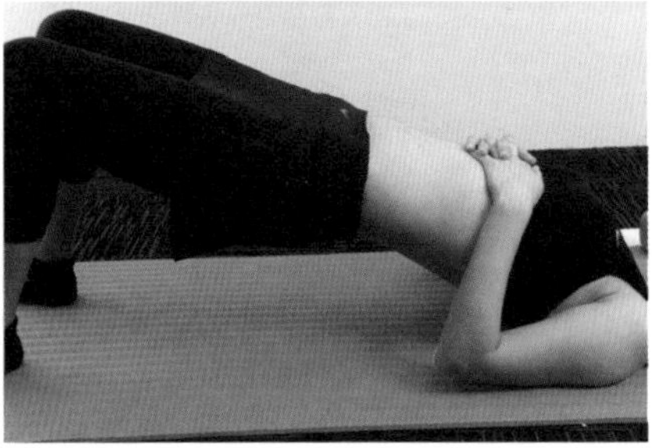

5

双脚屈膝并打开与臀同宽，吸气后呼气，下腹部微缩，让骨盆微后倾，脚底板向下推，将尾椎一节一节抬起直到胸部以下。

6

吸气后呼气，保持下腹部微缩、骨盆后倾，将脊椎一节一节放下直到尾椎，放松。

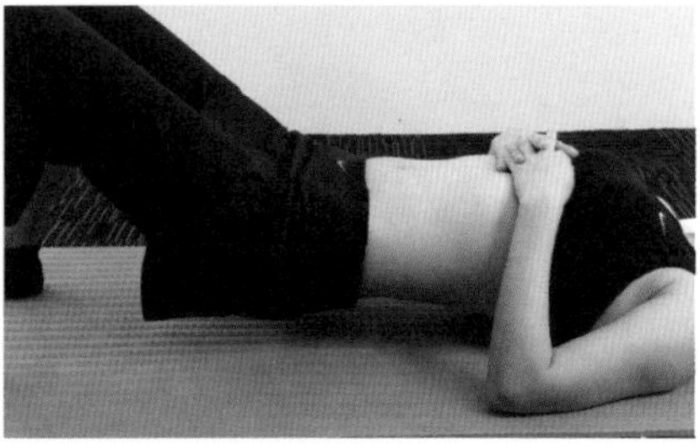

7

将步骤 5~6 重复 10 次。

腰痛居家护理

1. 避免久坐，若需久坐时应以背垫支撑下背，并使用高背座椅。坐时姿势要端正。
2. 卧床姿势以平躺为佳，让脊椎所受的压力最小。
3. 床垫宜硬不宜软。
4. 卧床休息时可于膝下垫一个枕头。
5. 避免急速前弯及旋转、身体过度向后仰等可能会伤害背部的动作。
6. 需转身去接或拿东西时，不要只扭转上半身，应尽量整个身体转过来。
7. 拿举物时应将两脚分开约 45 厘米，一脚在前，另一脚稍微在后，膝盖弯曲蹲下，保持背部平直，物品尽量靠近身体，两腿用力站直，将物品举起。弯腰提重物是腰部最吃力的动作，腰背不适时应尽量避免。
8. 热疗可以改善腰背痛，例如：用热水冲腰背痛的部位等，但温度不可过高，时间不可过长，避免烫伤皮肤。
9. 避免长时间维持同一姿势。
10. 适当的运动可以改善及预防腰背痛的症状。例如：游泳、举哑铃锻炼肌肉、步行、慢跑。

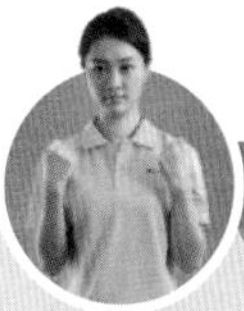

运动 Tips

诀窍

1. 动作以缓慢为宜，过程中感受肌肉微微收缩。腰痛剧烈者需等疼痛减轻后再做。
2. 不要用力夹臀部，以免脊椎更疲劳。
3. 眼睛看斜下方，勿看天花板，以免对颈椎造成压力。

说明

完成整套运动，需时 15 分钟。仰卧位，需一张瑜伽垫。

功效及适用人群

强化腰腹肌肉，缓解腰痛。

适用于：腰痛腰酸者；经常站立及弯腰人士，中老年人。

坐骨神经痛

坐骨神经痛是指沿坐骨神经通路及其分布区域上，即在臀部、大腿后侧、小腿后外侧和足外侧的疼痛，以单侧者为多见。常与腰痛合并发生。

成 因

- 坐骨神经是由第 4 至第 5 节腰椎神经组合及第 1 至第 3 节骶骨神经组合而成的神经群，因这段神经失调而引起痛楚、麻痹及肌肉萎缩都称为坐骨神经痛。椎间盘突出、骨刺、运动创伤、日常生活姿势不正确、臀部肌肉紧张等，都会导致神经根受到压迫，产生坐骨神经麻痛现象。

常见症状

1. 腰痛伴下肢放射痛。
2. 腰痛反复发作，沿患侧臀部、大腿后侧、小腿后侧、足背外侧放射，呈烧灼样或针刺样，小腿外侧及足背疼痛、发麻。
3. 严重者卧床不起、翻身困难、咳嗽、喷嚏、大便用力时因腹压上升而疼痛加剧。

▲ 建议运动项目：腰腿操

腰腿操

预备姿势

仰卧位，平躺瑜伽垫上，双下肢伸直，不放置枕头。

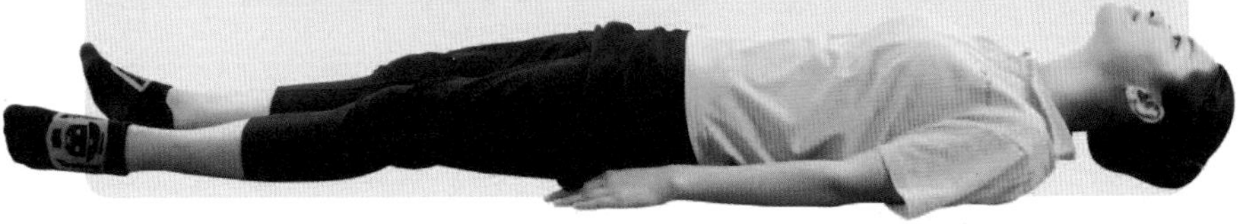

1

手拉毛巾绕过小腿，大腿发力，抬高下肢，保持膝部伸直。

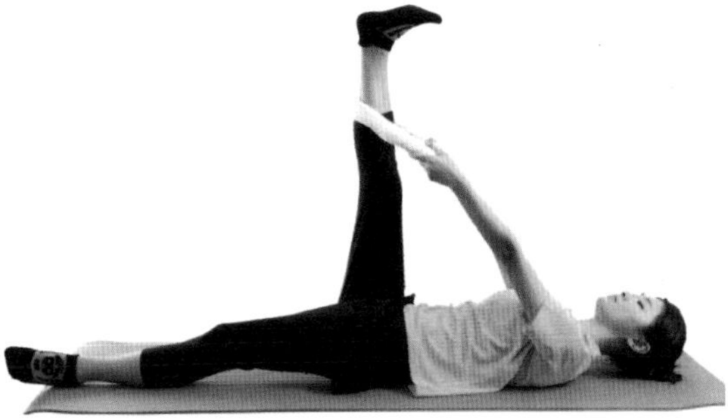

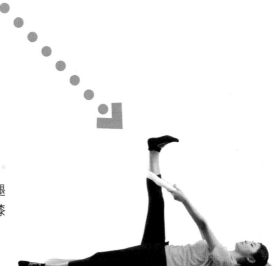

2

维持上述动作，脚板翘起，脚趾向面部方向压，维持 5 秒。重复 10 次，出现发麻的感觉属正常反应。

3

还原至预备姿势，屈膝，双手放腰旁，手肘触地。

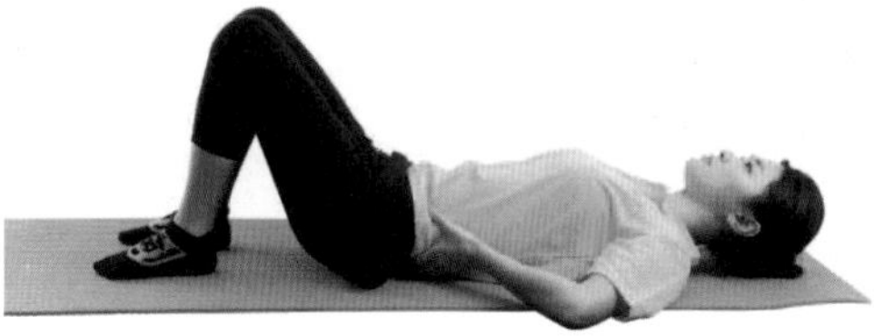

4

双肘部及背部顶住地面，腹部及臀部向上抬起，依靠双肩、双肘部和双脚这六点支撑起整个身体的重量，持续 3~5 秒。

5

腰部肌肉放松，放下臀部休息 3~5 秒，重复 30 次。

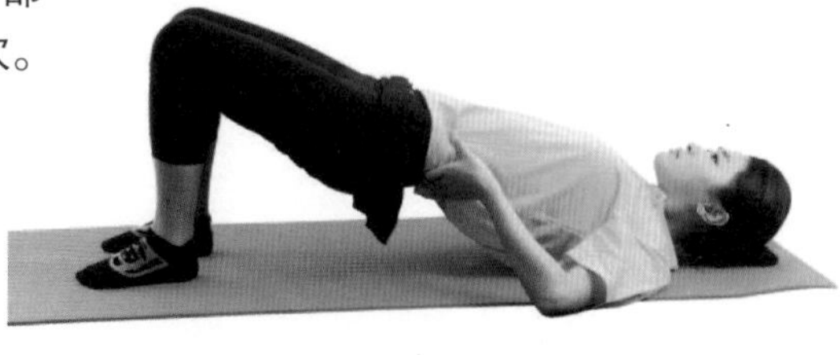

6

还原至预备姿势，休息 1 分钟。

7

仰卧并屈膝，深吸一口气后呼气。双手抱膝靠胸，配合缓慢而细长的呼气，像胎儿般卷曲身体。

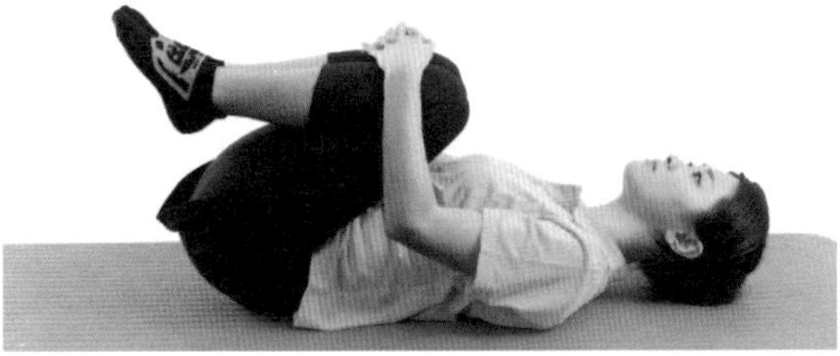

8

恢复预备姿势。重复 10 次。

9

转为面向地下，双手及双膝四点放在地板上，先吸一口气。

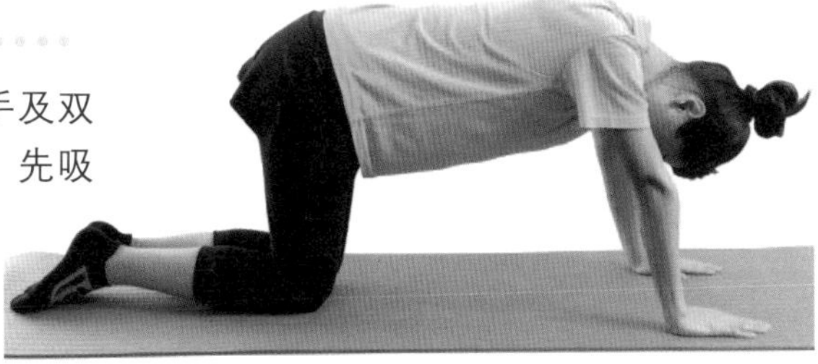

10

呼气时腹部用力向后方推，使背变圆，维持5秒。

11

放松使背部恢复到原来的平坦状态。

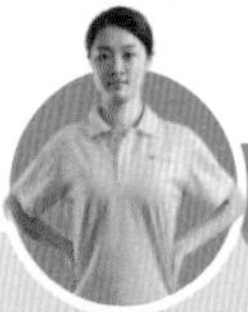

运动 Tips

诀窍

1. 抬腿时注意膝盖要打直，将腿向身体拉近，腿后侧会有紧的感觉，可伸展大腿后侧肌肉。
2. 练习步骤 9~11 时，若有脖子后仰的现象时，表示背肌暂无法松弛。放心继续练习，背肌会慢慢放松。

说明

完成整套运动，需时 30 分钟。俯卧位及仰卧位，需一张瑜伽垫或床垫。

功效及适用人群

强化腰腹肌肉，缓解腰腿痛。

适用于：腰腿痛者；经常站立及弯腰人士，中老年人容易腿后方发麻者。

坐骨神经痛居家护理

站立或行走时：

1. 站立时应抬头、挺胸、缩小腹、手置身前、重心前移，并适时变换姿势或动作。
2. 避免长时间站立，如必须则将重心交替置于两腿，并尽可能屈膝。
3. 避免穿高跟鞋，它会缩短跟腱并增加脊柱前弯。
4. 倚物或下弯时尽量屈膝，并避免将下背打直。
5. 开始行走时，先移动脚再移动身体。
6. 入门时将门开到可舒服进入的宽度。

坐姿时：

1. 让背部平坦或圆滑向外，身体略微前倾，不要有腹部向前的曲线，并尽可能不要久坐。
2. 膝盖略比臀部高些，矮小者坐高椅最好有足垫。
3. 椅子最好有一个对腰部能完整支撑的硬椅背。
4. 避免伸直腿坐，也避免坐在矮椅或垫子上。
5. 避免坐会旋转或滑动的椅子。

睡眠时：

1. 以侧睡为宜，仰睡时在膝下垫一枕头或椅垫。
2. 床垫必须平坦且软硬适中。头部前倾 15 度左右的枕头最为适宜，如颈部下方出现空隙时，可将毛巾卷成圆柱状塞于其间（或使用健康枕）。
3. 睡觉时手不要伸过头部，轻轻放在旁边。
4. 起床的时候应先屈起膝关节，再以手臂支撑上半身，慢慢起身后下床。
5. 尽量卧硬板床。

膝关节痛

膝关节是人体最大的关节，亦是最常出现疼痛的关节。膝关节痛患者不分年龄，男女老幼均可能有膝痛。轻的或短时间内影响运动表现，重则上下巴士也有问题。经常运动的人或更容易患膝痛，而膝痛不一定由骨质增生引起。

成　因

- 膝关节退化，骨质增生，刺激关节腔。
- 膝关节组织发炎：肌腱发炎、滑膜发炎。
- 膝关节的位置不正确，X型腿（膝外翻）、O型腿（膝内翻）等出现下肢力线不正。
- 意外创伤，例如：长期缺乏运动却一下子大量做运动。
- 长期劳损：有跳舞习惯的人士，尤其是社交舞（因社交舞包含不少扭动膝部的舞步，加快膝关节劳损的速度）；有登山习惯的人士，因长时间上落斜路会令膝盖附近的肌肉和韧带使用过度，造成膝盖痛；工作需要长时间上下楼梯、蹲跪、爬高爬低、走路、站立、劳动过量的人士；长时间进行急跑、急停、旋转、跳跃等动作的运动员（例如篮球、排球、羽毛球运动员等）。

常见症状

1. 初起疼痛为发作性，后为持续性，劳累后加重，上下楼梯时疼痛明显。
2. 膝关节活动受限，跑、跳、跪、蹲时尤为明显，甚则跛行。行走时有卡住感和清脆响声。关节肿胀，股四头肌萎缩；膝关节周围有压痛。

▲ **建议运动项目：**膝痛运动（一），膝痛运动（二）

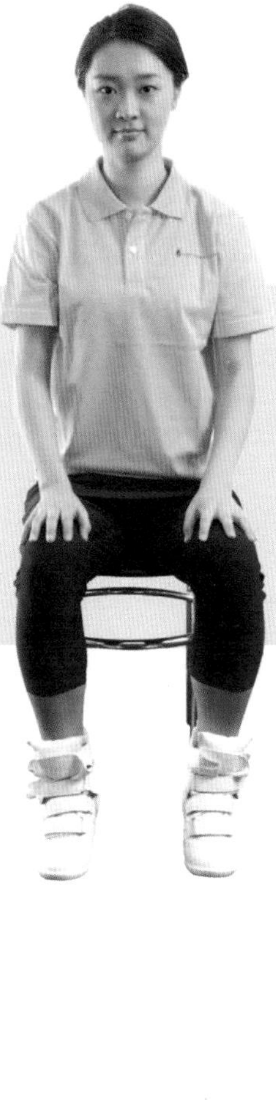

膝痛运动(一)

预备姿势

坐位，双手手掌放在大腿上，两足分开与肩同宽。

1

慢慢将腿水平伸直，维持5秒，慢慢放下。重复20次。

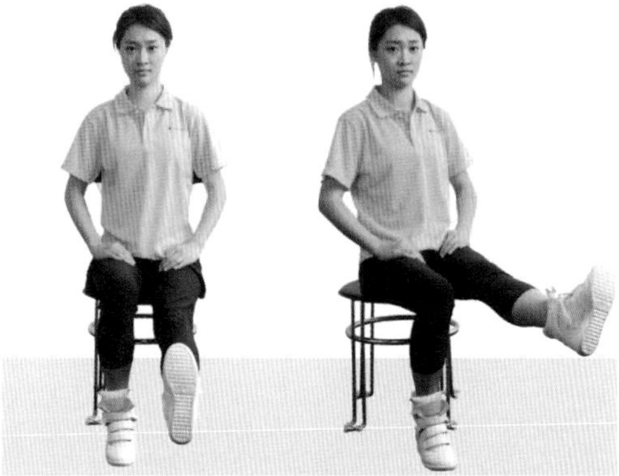

2

把皮球或枕头放于双膝中间，然后双膝向内收紧，夹紧皮球或枕头，维持 5 秒，重复 10 次。

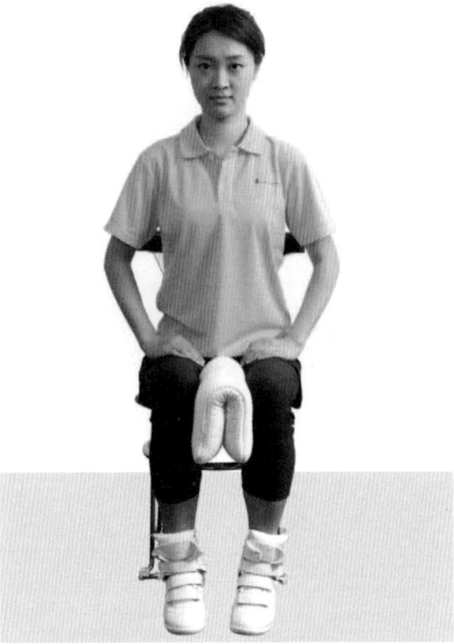

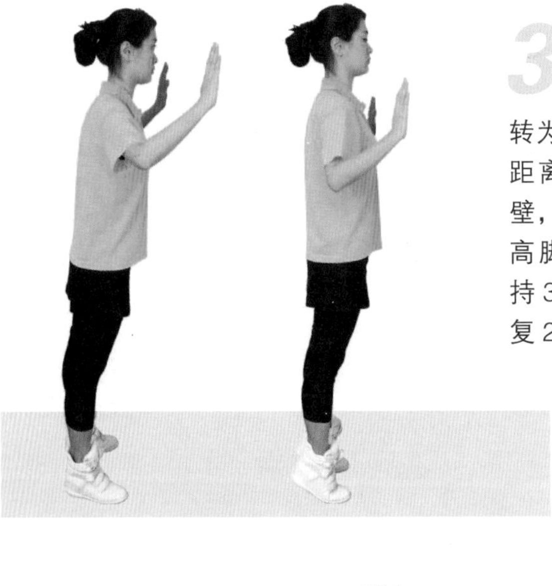

3

转为站立位，两脚分开，距离与肩齐宽，手扶墙壁，保持平衡，慢慢抬高脚跟，脚尖站立，保持 3 秒，放下脚跟，重复 20 次。

4

站立于墙前约 30 厘米，两脚与肩齐宽，背部沿墙下蹲，使小腿与大腿呈 45 至 90 度角，注意膝盖不要超过脚尖，两臂保持自然下垂，上身保持挺直。

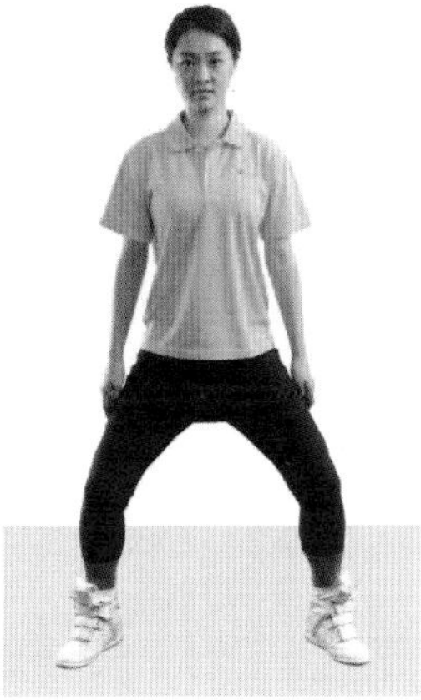

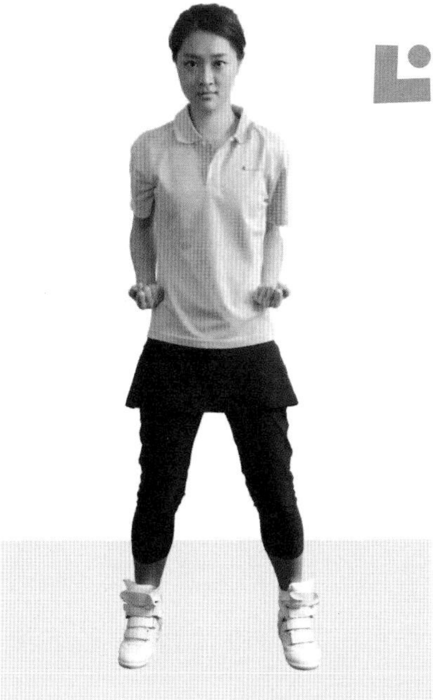

5

两脚分开约 3 脚距离，两脚平衡站立，脚跟外蹬，脚趾极力抓地。

6

屈膝成半蹲姿势，两手握拳置于腰间，拳心朝上，上体保持正直。

7

缓缓地深呼吸，右拳由身侧上抬至头上方，同时深吸气，右腰向左旋。换一边做同样动作。重复 20 次。

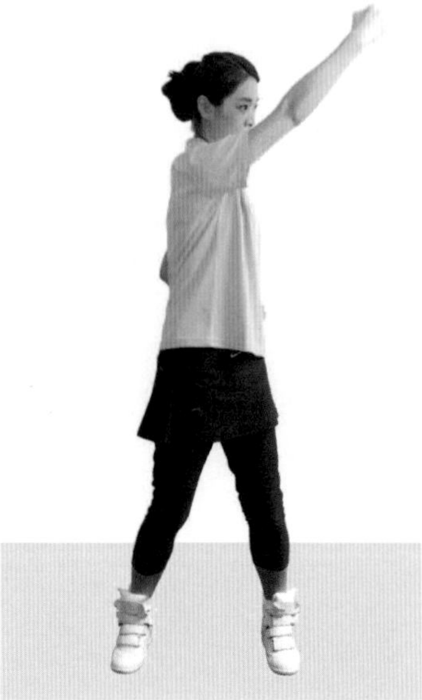

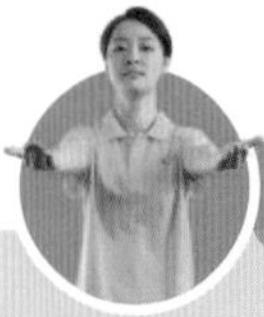

运动 Tips

决窍

1. 进行步骤 1 时，如体力许可，可于足踝上系上重锤带及沙袋，一般从 1 公斤开始，能轻松完成的话，可增加 0.5 公斤，女性上限以 3 公斤为宜，男性不宜超过 4 公斤。
2. 进行步骤 4 时，下蹲时如不能下蹲至 90 度，不要勉强，注意膝盖不要超过脚尖。
3. 下蹲时要求自然呼吸，动作坚持片刻，如可坚持 1 分钟以上为佳，以股四头肌（大腿前方）微微发热并颤抖酸困为度。

说明

完成整套运动，需时 30 分钟。坐位，需一张座椅及锤带、沙袋及枕头。

功效及适用人群

强化股四头肌（大腿肌肉），减轻膝痛。

适用于：退行性膝关节炎患者，膝酸痛人士，中老年人强化下肢肌力。

膝痛运动（二）

预备姿势

仰卧位，平躺瑜伽垫上，双下肢伸直，头部不放置枕头。

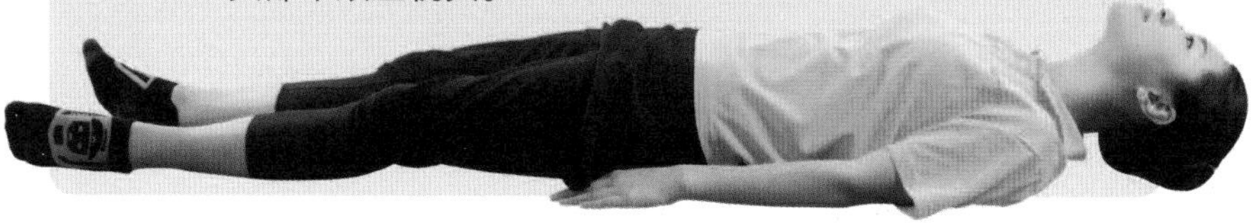

1

伸直脚尖，做到脚面成弧形，保持用力状态 5 秒，放松。

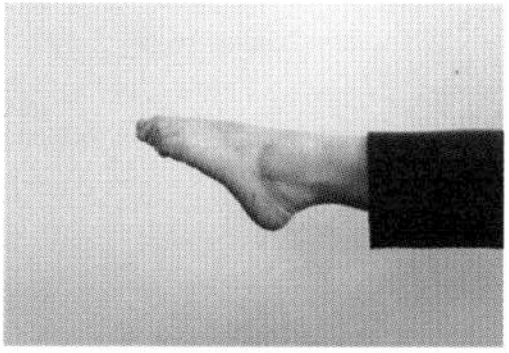

2

挺直脚跟，脚尖向脚踝方向屈曲，腿肚肌肉隆起，维持 5 秒，重复 10 次。

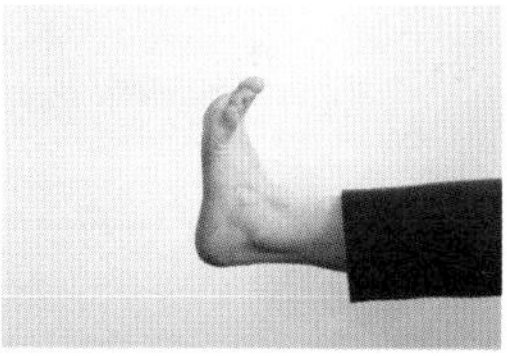

3

保持膝关节伸直，收紧大腿肌肉，抬高下肢，维持5秒，重复10次。

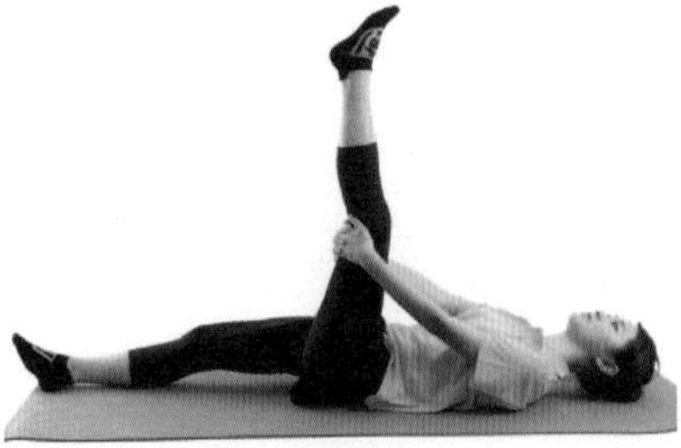

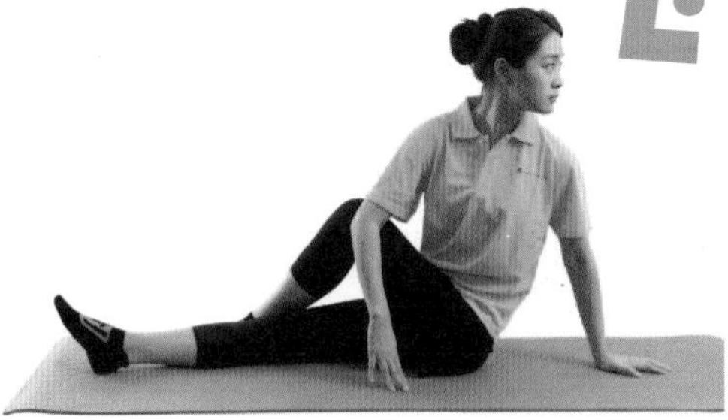

4

大腿外侧及臀部伸展，把身体转向左，用右手发力推左脚，应感到左边臀部及大腿外侧被伸展，维持5秒，重复10次。

5

转仰卧位，抬起一侧大腿，双手抱膝，并保持大腿垂直，慢慢屈伸膝关节直至感到大腿被伸展，维持5秒，重复10次。

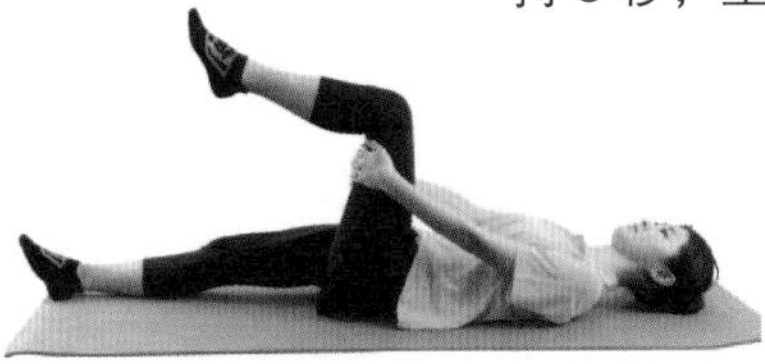

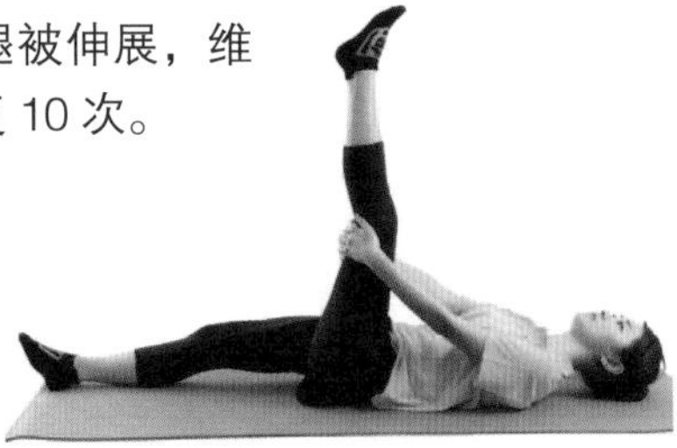

膝关节痛居家护理

1. 减轻体重。
2. 选择一双合适的鞋垫及鞋子。
3. 走楼梯用扶手，走路爬山用雨伞或树枝当拐杖。
4. 穿戴护膝保护膝盖。
5. 避免太激烈而需要跑跑跳跳的运动，例如跑步、篮球、排球、羽毛球。适合轻缓、不伤膝盖的运动，例如骑脚踏车（首选）、游泳或水中运动、走路、瑜伽、太极拳。
6. 避免蹲下（蹲下时膝部承受的重量为站立时的 6~8 倍）、提重、走远、上下楼梯。

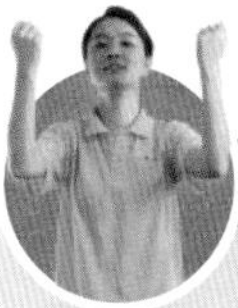

运动 Tips

诀窍

进行步骤 1~2 时，保持抬大腿及屈膝盖姿势，仅足踝部分动作有变化。

说明

完成整套运动，需时 20 分钟。仰卧位，需一张瑜伽垫。

功效及适用人群

强化股四头肌（大腿肌肉），减轻膝痛。

适用于：退行性膝关节炎患者，膝酸痛人士，中老年人强化下肢肌力。

足跟痛

有的人表现为足踝痛，有的人则是早上踩地时足底感到触电般的疼痛，稍为活动则减轻，平日不在意，其实足跟痛问题已出现。

成 因

- 足底部位出现急性、慢性损伤引起的无菌性发炎，甚至造成骨质增生，骨刺长成。
- 长期劳损，多发生在久站、久行的人身上，例如老师、美容理发师、工厂作业员、军人、田径及球类运动员、外科医师等。
- 急性损伤，急性足跟部疼痛多半是走路、跑步不小心造成足跟直接撞击地面引起，常见于足腱膜炎、跟下脂肪垫炎、跟骨骨刺、跟腱旁组织炎、足底筋膜炎等。

常见症状

1. 脚一踩地，足跟部就疼痛不已，行走困难。
2. 踏在凹凸不平的地面时疼痛加重。
3. 脚部肿胀不明显，外表也不红不热，以手指按压足跟部可以找到明显而强烈的压痛点。

▲ **建议运动项目：** 足跟痛操

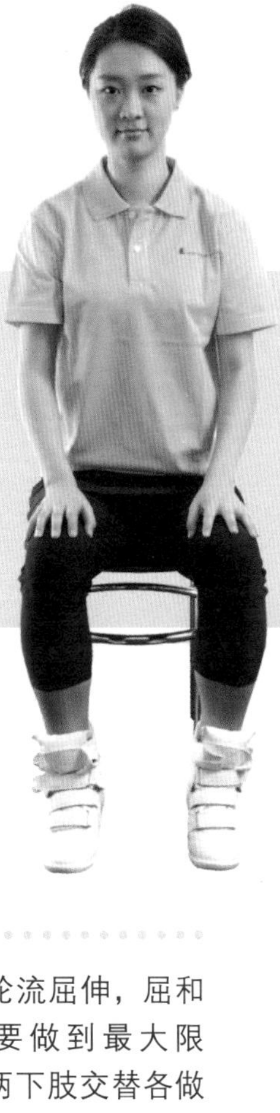

足跟痛操

预备姿势

坐位，双手手掌放在大腿上，两足分开与肩同宽。

1

两膝轮流屈伸，屈和伸都要做到最大限度，两下肢交替各做10次。

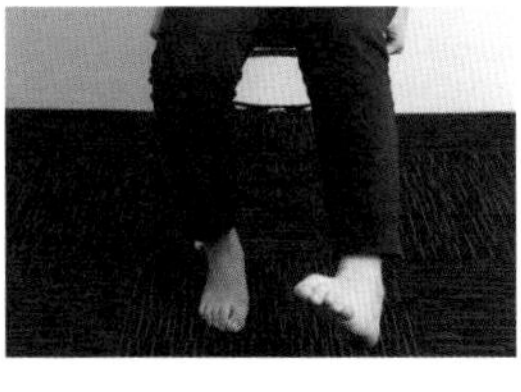

2

端坐位，两足踝部做顺时针方向和逆时针方向转动，各做20次。

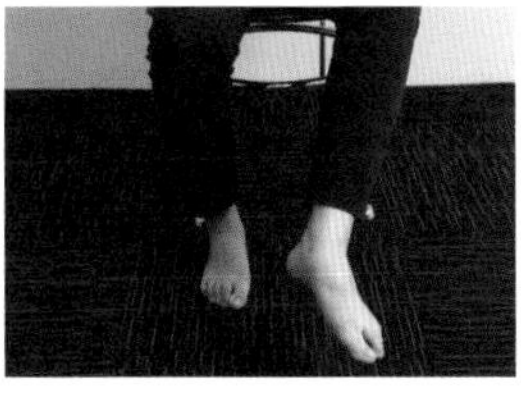

3

将足趾向下钩紧，足心拱起，维持一会儿，然后放松，两足交替各做10次。

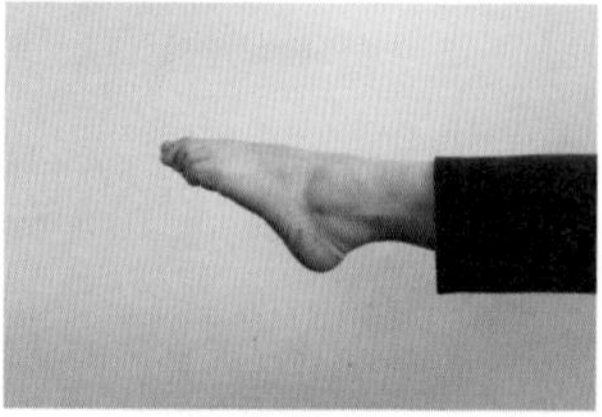

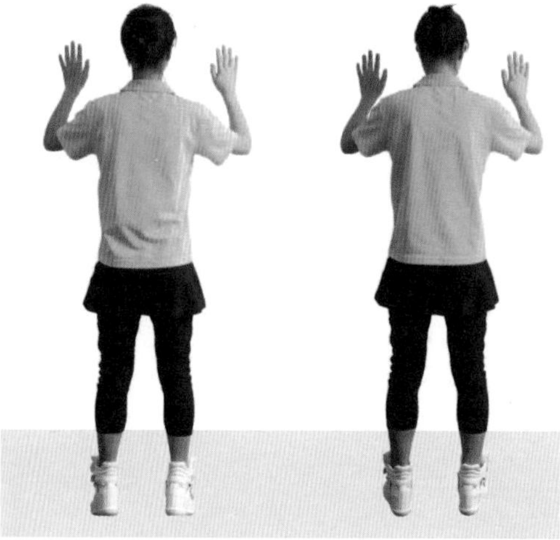

4

站立，然后用两足尖抵地，足跟提起，要求逐渐起高，放下还原，重复20次。

5

使足内翻，用足外缘着地走路，可在原地来回走，至小腿肌肉酸胀为止，约5分钟。

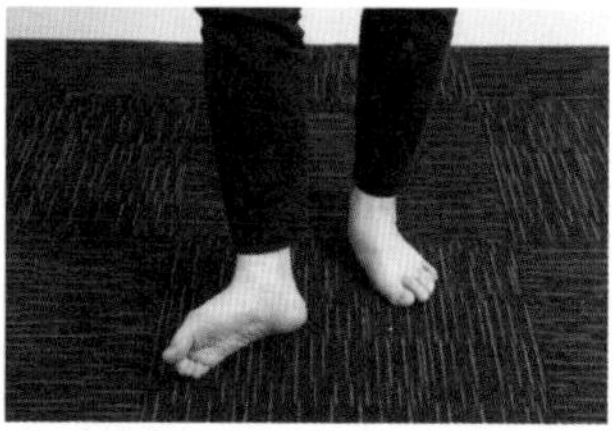

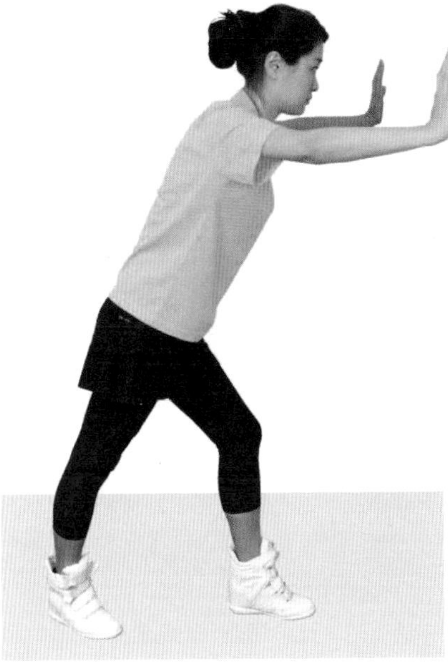

6

双手推墙，双脚呈弓箭步姿态，牵拉的脚置于后方，脚跟贴地，膝盖打直，身体下蹲到小腿肚有牵拉感为止，持续15 秒，重复 10 次。

7

足部放松，用大拇指上下按压脚掌后端足底筋膜至感觉微酸即可，每次 1~2 分钟。

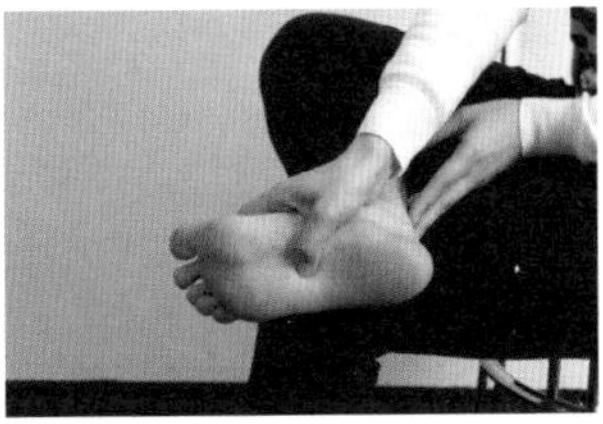

8

足部放松，一手固定脚跟，另一手握住脚趾，用力将脚趾向上扳至筋膜有拉扯感为止，持续15 秒，重复 10 次。

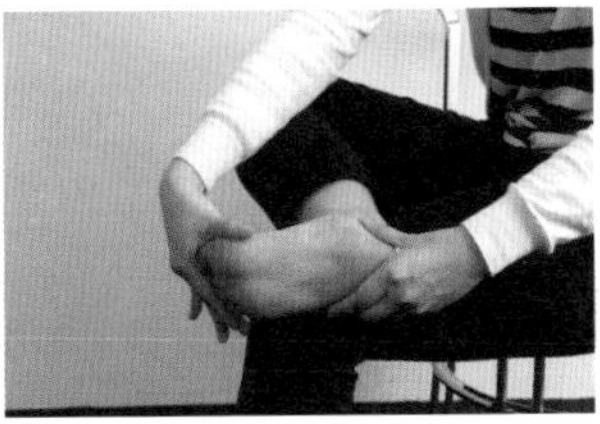

9

延续上述动作，再将脚板往上扳，直到筋膜及小腿肚有拉扯感为止，持续 15 秒，重复 10 次。

足跟痛居家护理

1. 少走路、减少站立及行走，减少患足承重。
2. 穿厚底有弹性的气垫鞋，或使用吸震力佳的硅胶材质鞋内脚跟垫。
3. 在鞋垫正对痛点处挖洞以减轻或避免对患部的压迫。

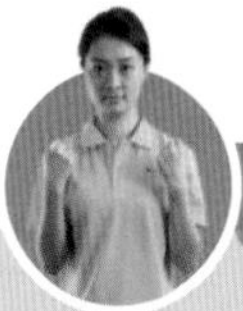

运动 Tips

诀窍

刚开始做时，往往有肌肉酸胀疲劳感，坚持 1 星期左右，反应就会消失而渐有功效。

说明

完成整套运动需时 30 分钟。站立位、盘坐位与坐位结合，需一张床垫及一张座椅。

功效及适用人群

放松足底筋腱，减轻足底及足跟疼痛。

适用于：足跟痛及足底痛患者，长时间站立人士；早上下床“踩地”时感到足部疼痛者。

Part 6

其他常见都市病

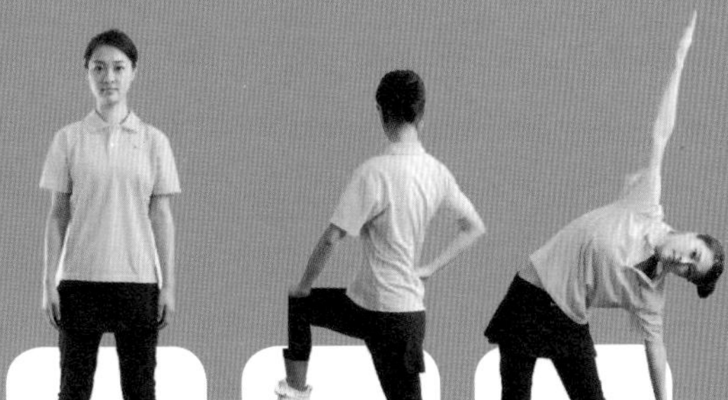

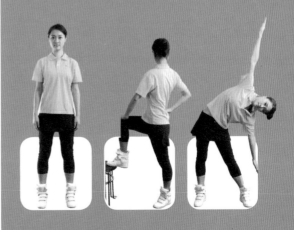

失眠

失眠几乎每一个都市人都经历过，躺在床上难以入睡，或半夜醒来，难以再入睡。一般由于情绪紧张或兴奋引起，能自行缓解。但有的人长时间失眠，精神疲倦，影响工作及学习。

成因

- 暂时性的失眠可能突然而来，常见于临考前、人际关系冲突后、突然改变生活作息、工作中碰到问题等。此类情况无须担心，失眠问题大都能自然缓解。
- 焦虑敏感、压抑情绪、不能适当地向外表达自己内心的愤怒、强迫性的担心忧虑及对生活很少有满足感的人，当遇到压力，无适当的处理方法，就可能会诱发长期失眠。
- 在晚间饮用咖啡、茶及带有兴奋作用的可乐等，会影响睡眠。
- 老年人有睡眠时数减少，夜间清醒次数增加，及睡得较浅的倾向，此现象和年龄有关，一般是正常的。

常见症状

1. 轻者醒来没有精神，较重者会有不思饮食、日间神疲、四肢困乏等表现。部分患者睡眠时间充足，但有多梦症状，日间头昏头痛、健忘、易怒、心情郁闷；重者整夜不眠。
2. 难以入睡，即超过 1 小时还不能入睡。
3. 时睡时醒，躺在床上很快能入睡，但半夜睡得不安稳，醒后难以再寐。
4. 早醒，一躺在床上很快入睡，但到凌晨三四点就醒了，再也不能入睡，直到天亮。

▲ **建议运动项目：**放松练习

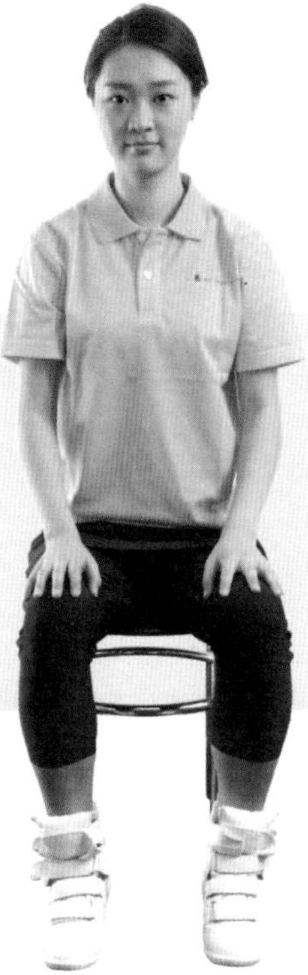

放松练习

预备姿势

坐位，双手手掌放在大腿上，两足分开与肩同宽。

1

闭上眼睛，让手、脚、全身处于最放松的状态，用平常呼吸的方式来呼吸。

2

用鼻吸气，感受到吸进来的空气轻轻经过鼻腔、气管，吸气时自觉腹部向外膨胀，缓缓地将腹部推起来，停约 2 秒。

3

用口将气呼出来，要求缓慢而轻松，腹部向内收缩。

4

用鼻吸气约2秒，用口呼气约10秒，重复5次。

5

用鼻吸气，感受到吸进来的空气轻轻经过鼻腔、气管，吸气时自觉腹部向外膨胀，缓缓地将腹部推起来，停约2秒。

6

慢慢改为自然用鼻呼吸。

7

握紧拳头，屈起双臂，保持这个姿势数秒，放开，体会一下手部肌肉由紧至松的感觉。

8

肩部尽量向上推，贴近耳朵。保持5秒，感受一下肌肉完全收紧的感觉。放开，体会一下颈及肩部肌肉由紧至松的感觉。

9

眼眉向上推，用力闭眼，皱鼻，合嘴咬牙，保持5秒，感受一下肌肉完全收紧的感觉；放开，体会一下面部各组肌肉由紧至松的感觉。

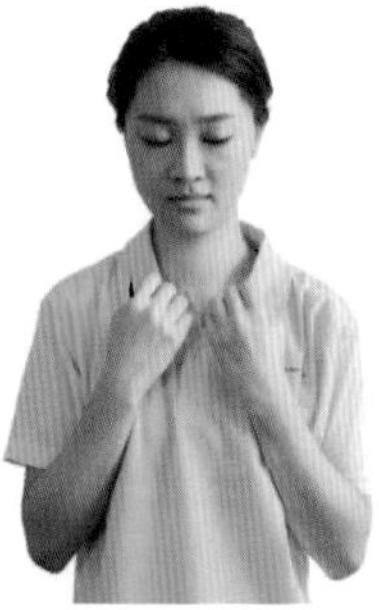

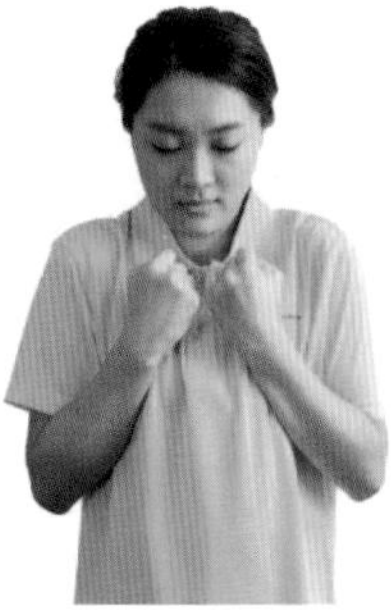

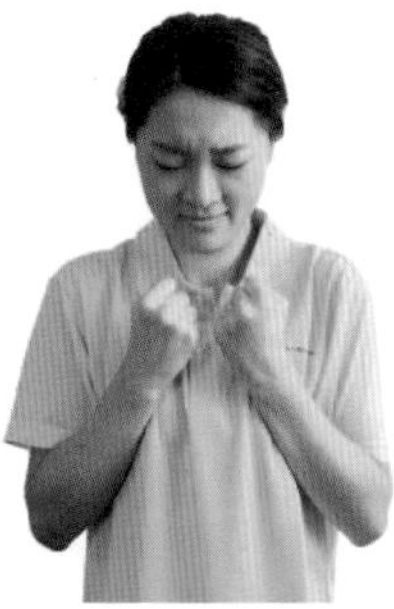

10

吸一口气，挺胸，收腹；保持 5 秒，感受一下肌肉完全收紧的感觉；放开，体会一下腹部肌肉由紧至松的感觉。

11

提起双腿，伸直，脚尖向自己；保持 5 秒，感受一下肌肉完全收紧的感觉；放开，体会一下脚部肌肉由紧至松的感觉。

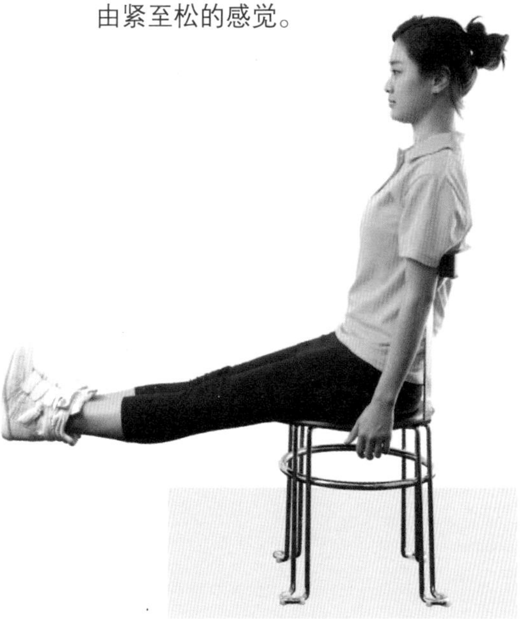

12

放开，体会一下全身肌肉由紧至松的感觉，享受完全松弛的状态。

13

慢慢由十数到一，把松弛的感觉带回，张开眼睛，休息数分钟后恢复正常活动。

失眠居家护理

1. 定时上床、起床，不可赖床。
2. 晚餐以后不可喝咖啡、茶或含酒精的饮料，更不可吸烟。
3. 临睡前不可过饥或过饱；如果感到饥饿，亦只可吃一点甜饼干，喝一杯牛奶。
4. 选用合适的寝具，创造良好的睡眠环境（温度适宜、避免强光和噪音）。
5. 每天在日间进行适量的体育锻炼。
6. 不要过度忧虑失眠的负面影响，以免对睡眠造成压力。
7. 如果上床一段时间（如 30 分钟）仍未能入睡，就要立刻起床，离开卧室，待真正有睡意时才再入卧室上床睡觉。
8. 每天要有适量的动态运动，睡前也要有轻度的静态运动。
9. 运动可提高新陈代谢率，稳定情绪，可帮助改善睡眠。
10. 安眠药是广为人知的解决失眠的方法，但长期用药会对药物产生依赖。只适宜在医生指导下使用。

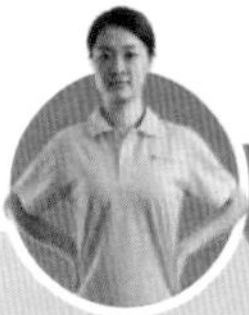

运动 Tips

诀窍

1. 要求精神专注而放松，入眠过程中不宜思考问题，心无杂念。
2. 进行步骤 1~7 时，把注意力放在气的流动上，重点感受气从鼻部或口部的进出，及腹部的膨胀与收缩。
3. 进行步骤 8~12 过程中，把注意力集中于正进行动作的身体部位，感受局部肌肉收缩与松弛的变化。

说明

完成整套运动，需时 15 分钟。坐位，需一张座椅。

功效及适用人群

放松全身肌肉，舒缓情绪紧张，宁神安眠。

适用于：精神紧张，失眠多梦，肌肉紧绷人士。

抑郁症

抑郁症就如情绪感冒，男女老少均可发病。抑郁症是可以治愈的疾病。短暂的情绪低落不属于抑郁症，但任何人都要注意自己的情绪。运动时，令人产生快乐感觉的多巴胺分泌增加，故运动时人会感到头脑清醒且快乐，驱除紧张及不安，从而帮助稳定情绪。

成因

- 医学界尚未能清楚解构抑郁症的病因及发病机制，资料显示，遗传因素、生活压力、健康问题、脑部问题、认知模式及儿童时期的经历都是可能的病因。
- 生活压力：如失业、丧亲等会导致悲伤心境，有的人能调整过来，有的人不能调整过来，终日自责、担心，负面情绪持续便可能发展为抑郁症。
- 身体状况：身体健康的人才有精力应付生活、享受生活，而长期受病痛困扰者，如心脏病患者，会因身体上的痛苦产生焦虑不安、自责及自卑情绪，他们发展为情绪病的机会较一般人大。
- 药物引起：酗酒及长期使用兴奋剂、大麻等都会引起抑郁症。

常见症状

抑郁症患者如有黑影相随，所看到的世界都是灰黑无光的。抑郁症的表现不限于情绪低落、不开心、不安等，还涉及自我形象低落、食欲减退、失去动力或兴趣、表现迟疑、精神不能集中、疲倦、自责、容易激怒、身体疼痛等身体及思想方面，而且这些症状是持续而影响日常生活的。

▲ 建议运动项目：腹式呼吸法，肌肉松弛运动

肌肉松弛运动

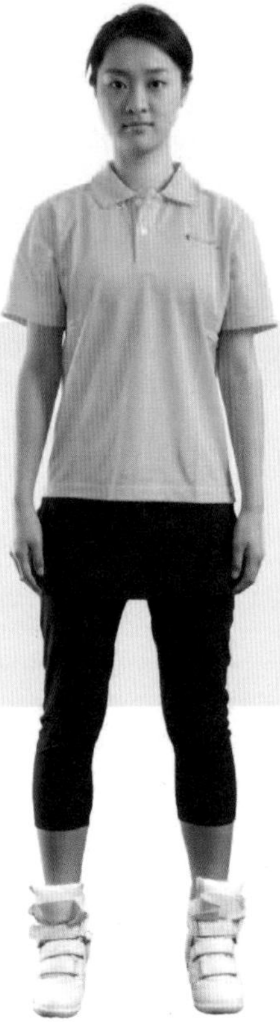

预备姿势

站立位，两脚分开，距离与肩齐宽，两臂放松垂下。

1

两脚叉开约 1 米。膝部伸直，双手两侧伸开（齐肩高度即可）。

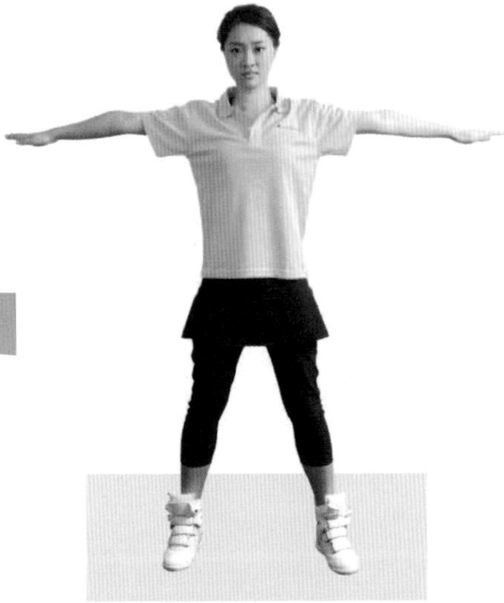

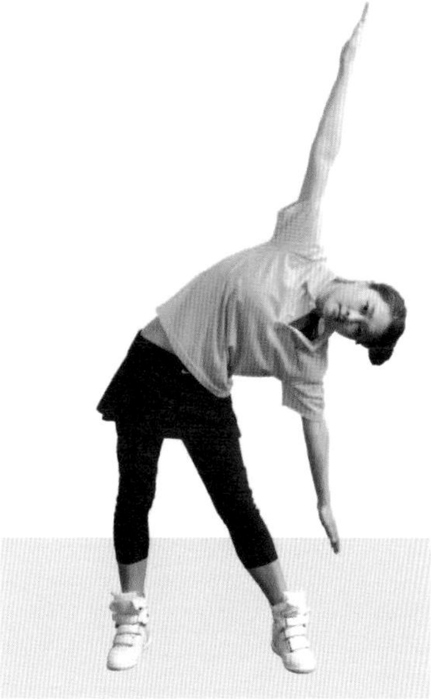

2

侧身轻轻弯腰，脊椎伸直，挺胸深呼吸。保持此姿势 30 秒。以左右相反方向重复此动作。

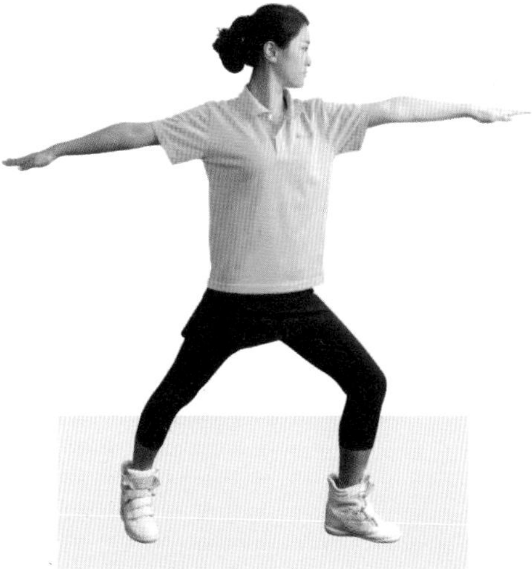

3

两脚叉开 1.3 米，伸直膝部，双臂用力向左右两侧伸出。头转向左侧，目光朝向左手指尖方向。右腿略往里收，左脚往外移动，左脚跟与右脚弓对齐。

4

吸气，随后呼气时弯曲左膝，臀部轻轻向下落，左大腿与地面平行，保持此姿势 30 秒，然后反方向重复此动作。

5

把一张结实的椅子靠墙，使之不能滑动，身体面向椅子挺直站着。

6

将右脚放在椅子座位上，此时抬起的大腿与地面平行。

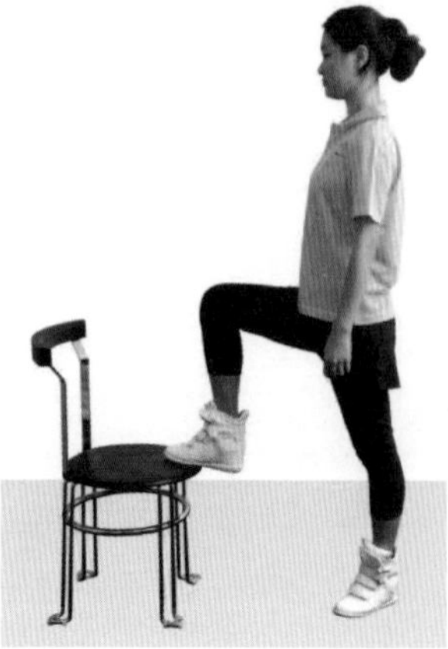

7

将右手放在脊骨的底部，左手则放在右膝上。身体向右扭动，伸展身体。

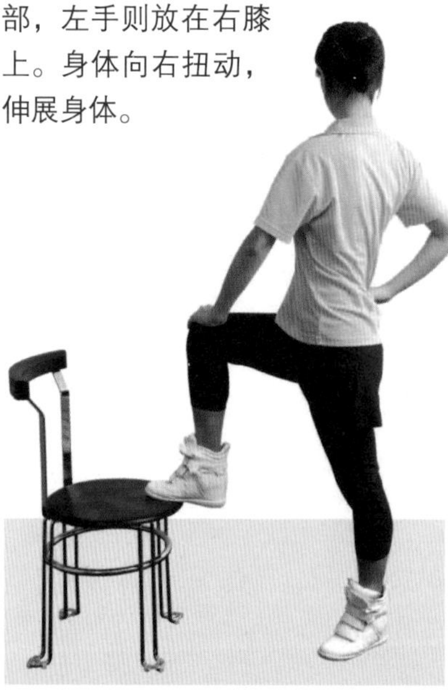

8

扭动头部，从右肩处往后看。

9

保持此姿势 30 秒，放松，然后反方向重复此动作。每个方向重复 10 次。

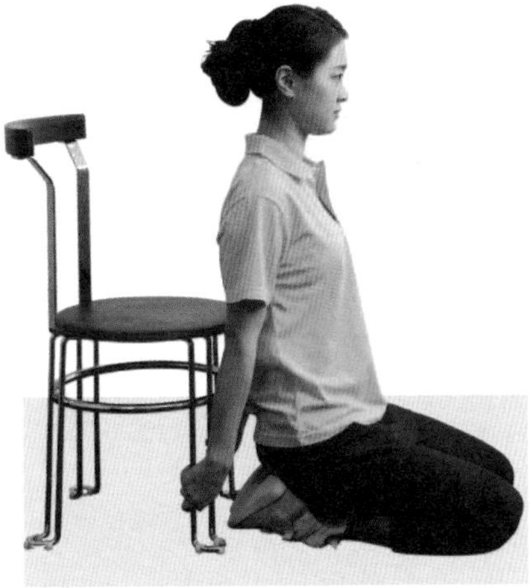

10

背朝椅子，双膝跪地，双手放在两侧。

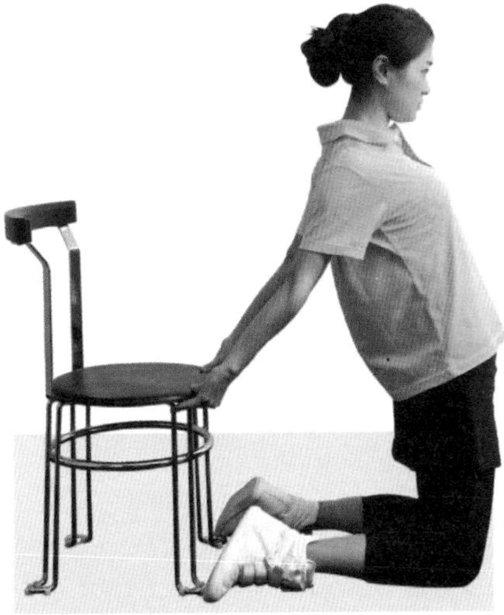

11

双手抓住椅腿用力推，使臀部离开脚后跟，大腿尽量离开椅脚。

12

保持此姿势 30 秒，放松还原。重复 10 次。

抑郁症居家护理

1. 如正服用抗抑郁药者，请遵从医生指示服药，耐心等候药物起效。
2. 自我肯定，好好打扮，诉出感受。
3. 调节饮食，多蔬菜少肉食，保持口味清淡，减少刺激性饮料，以保持身体健康。
4. 可通过音乐放松、静心，宣泄和平复情绪。一般来说，大自然的声音如海浪声、鸟叫等，都能使人联想到宁静或美妙的事物。

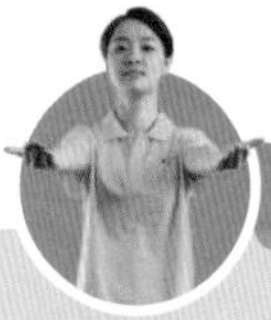

运动 Tips

诀窍

保持信心，尽量坚持完成整套动作，完成时可深深呼吸数遍，并为自己感到自豪。

说明

完成整套运动，需时 30 分钟。跪位，需一张座椅。

功效及适用人群

放松全身肌肉，舒缓情绪紧张，宁神安眠。

适用于：精神紧张，失眠多梦，抑郁症患者。

要鼓励患者应从简单、缓和的运动入手，如慢跑；挑选患者有兴趣的运动，这样能获得最大满足；集体活动，如篮球、足球，运动的同时亦是社交训练，可以由双人活动，如打羽毛球开始，以便患者体验与人相处的喜悦。

晕车

坐车、坐船或坐飞机时头晕不适、恶心称为晕车。晕车影响人们的正常生活，不少人因而害怕，甚至打消坐长途车、船的念头。

成因

- 晕车、晕船与内耳前庭器官敏感度有关。当车、船在运动的时候，身体的感觉与内耳感受有差异，身体为了平衡，对呕吐中枢产生刺激，因此有头晕及呕吐的症状。易晕车者多为内耳前庭器官敏感度高，更容易与身体感觉产生不平衡现象。
- 容易晕车情况：①小孩子；②内耳系统敏感；③正值睡眠不足、饥饿、身体虚弱、肠胃不适之时；④坐在车尾或后座。

常见症状

坐上汽车后没多久就觉得头晕、恶心、出冷汗，甚至呕吐。或当汽车急刹车、急转弯或突然起动时更厉害，下车休息一会儿即可逐渐减轻或恢复。

▲ 建议运动项目：模拟晕车练习

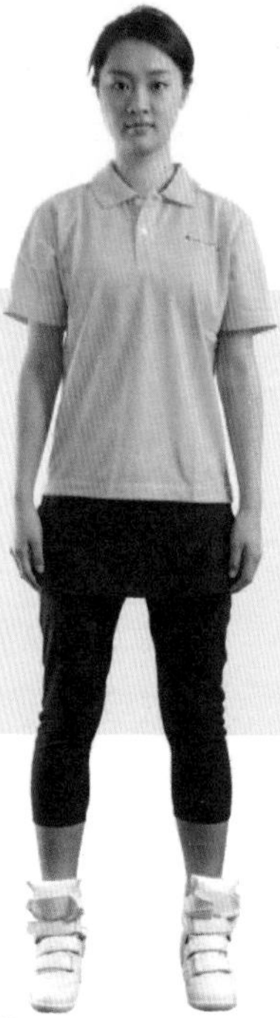

模拟晕车练习

预备姿势

站立位，两脚分开，距离与肩齐宽，两臂放松垂下。

1

眼球先朝上下左右活动，之后将食指置于眼前，双眼注视指尖，同时将食指由远向近移动。

2

将头往前、后、左、右移动，速度由慢到快，然后闭上眼睛重复动作。

3

站在椅子上，闭上眼睛在原地转一圈，转动过程中，可尝试持一个大球在两手间互传。

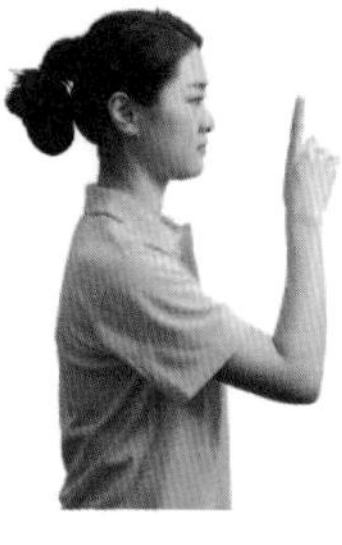

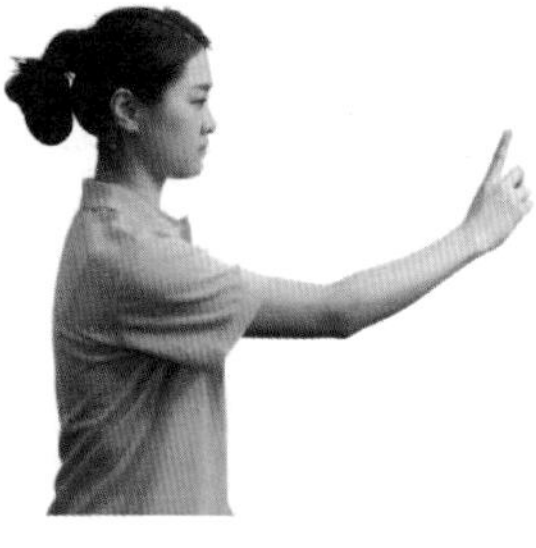

晕车居家护理

1. 船舱里空气差，柴油味重，反而加重晕船的感觉，最好能到空气清新处，以减轻头晕症状。
2. 晕车发作时按压穴位：宽胸止呕的内关穴、足三里、百会穴等。
3. 戴上耳机听音乐，并把音量调大一点，减轻平衡刺激的反应。
4. 乘车前进食不过饱或过饥。
5. 可坐在汽车的前部，以减轻颠簸，打开车窗使通风良好，并将头稍后仰靠在固定位置上，闭目，以减轻头部震动，避免眼睛视物飞逝而加重头晕。
6. 在汽车踩油门、刹车、旋转时深吸气能减轻头晕。

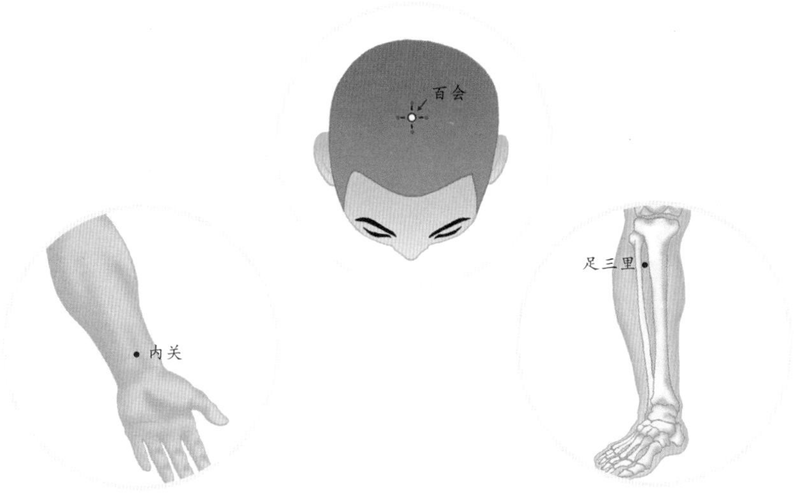

穴位	经属	定位
内关	手厥阴心包经	前臂掌侧，腕横纹上2寸（相当于两个拇指），两肌腱（筋）之间
百会	督脉	在头顶，前发际正中直上5寸，或两耳尖连线的中点
足三里	足阳明胃经	自髌骨下缘髌韧带外侧凹陷处（即犊鼻）下3寸，胫骨前脊外一横指处